SHIHO
loves

YOGA

ヨガを始めて、気がつけば 10 年以上が経ちました。

いまでは、なくてはならない生活の一部になっています。
それどころか、終わりがなくますます深まるばかり。

なぜヨガなの？と聞かれると、
たった 1 枚のマットの上で深い呼吸とポーズをとるだけで、
体がきれいになり、心がすっきり浄化されてリフレッシュできるから。
ヨガは、心身をあっという間にリセットしてくれます。

他にも頭痛や肩こり、腰痛が治ったり、
時差ボケに効いたり、悩み事が解決したり。
閃きや人生の広がり、繋がりを常に感じられるようにも。
ヨガの呼吸とポーズには不思議な力があります。

「おうちヨガ」は私を支えてくれている美のバイブルです。
スタジオに行かなくても、
いつでもどこでも好きなタイミングで始められ、
目的と時間に合わせて、自分でメニューを考えられます。

仕事、結婚、出産、子育てと様々な状況の中でも
毎日を楽しめているのは、
ヨガが身近にあったお陰です。

ヨガと出逢えたことへ感謝の気持ちを込めて、
今まで私が経験し、学んできたことをここに記します。
たくさんの人にヨガの魅力が伝わることを、
この本が皆さんのお役に立てることを心より願います。

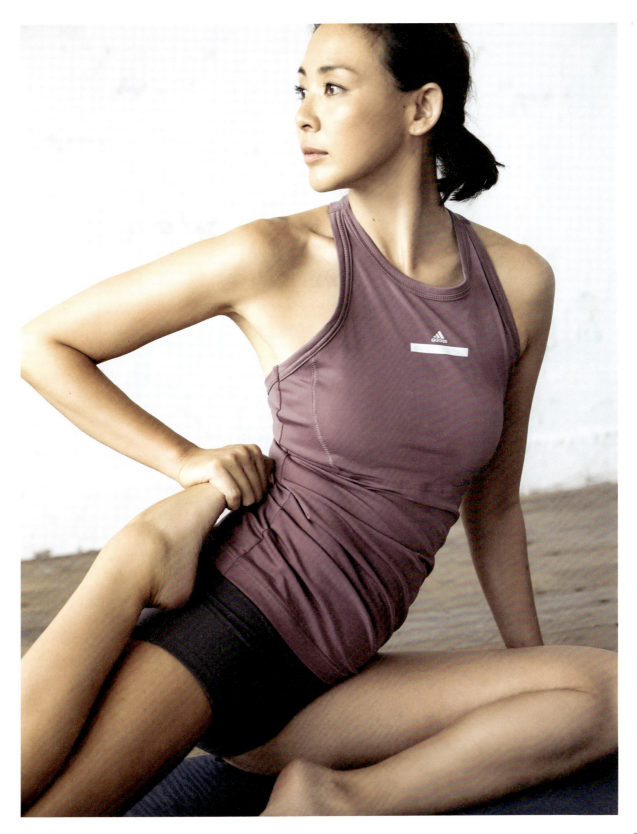

CONTENTS

02	MESSAGE FROM SHIHO	
06	MEETS YOGA	
	ヨガとの出会い	

12	ON THE MAT	
	ヨガとの時間	
14	BODY	からだ
16	BREATHING	呼吸
18	RELAX	リラックス
20	MEDITATION	瞑想

22	OFF THE MAT	
	ヨガ的な生活	
24	BALANCE	バランス
26	FOOD	食べること
28	HEART	こころ
30	LOVE	愛すること

32	EIGHT LIMBS	
	八支則について	

38	LET'S START OUCHI YOGA	
	ヨガを始めよう	
40	RULE & MANNER	ヨガのルールとマナー
42	SUN SALUTATION	太陽礼拝
47	STANDING	立ちのポーズ
57	SITTING	座りのポーズ
65	LYING	寝のポーズ

74	KEN HARAKUMA×SHIHO
	ABOUT YOGA
	ヨガのある生活

78	Q&A	
80	POSE MAP	ポーズマップ
91	MESSAGE FROM SHIHO	
92	HOW TO USE DVD	DVDの使い方

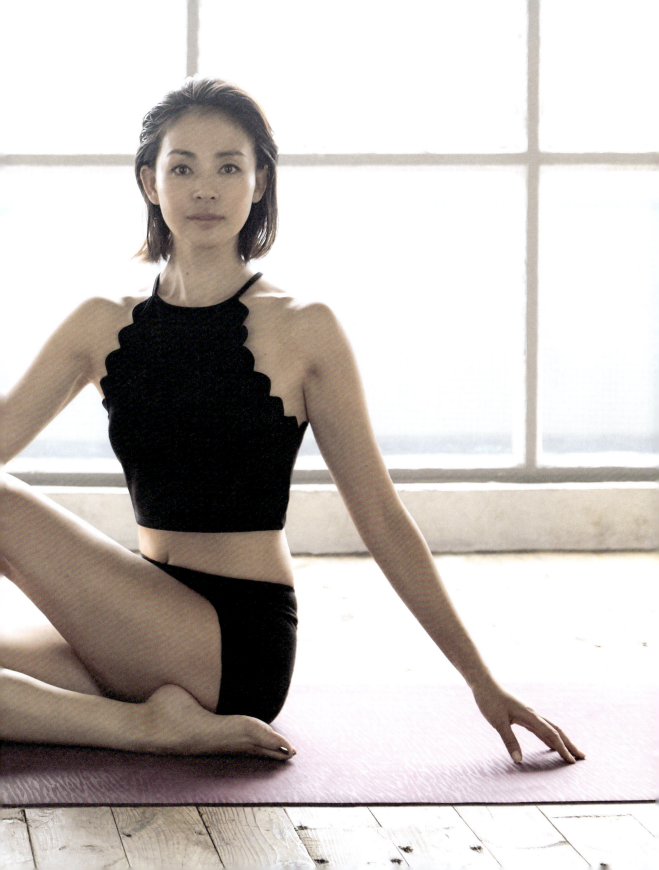

MEETS YOGA

女性なら美しい体をキープしたいと誰もが思います。
年齢を重ねるごとに、毎日の過ごし方で数年後の結果が変わってくる。
ヨガを通して得られるのは、美しく、そして心地いい体です。

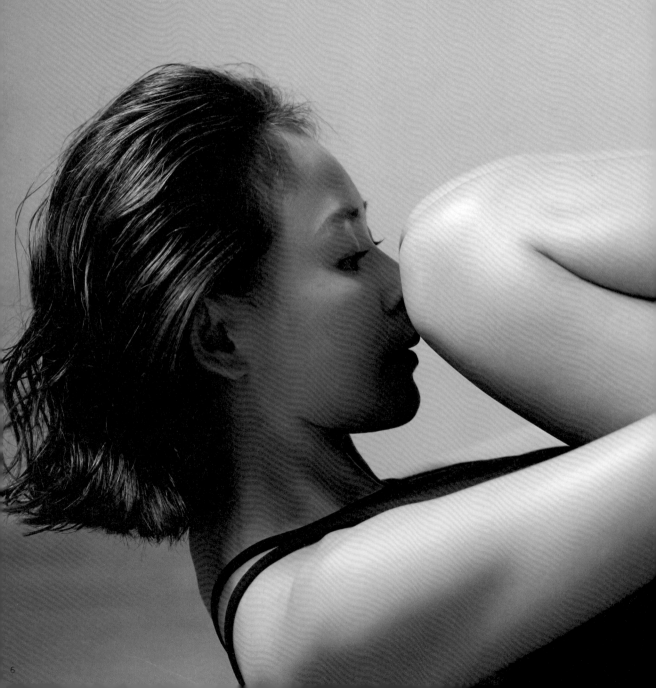

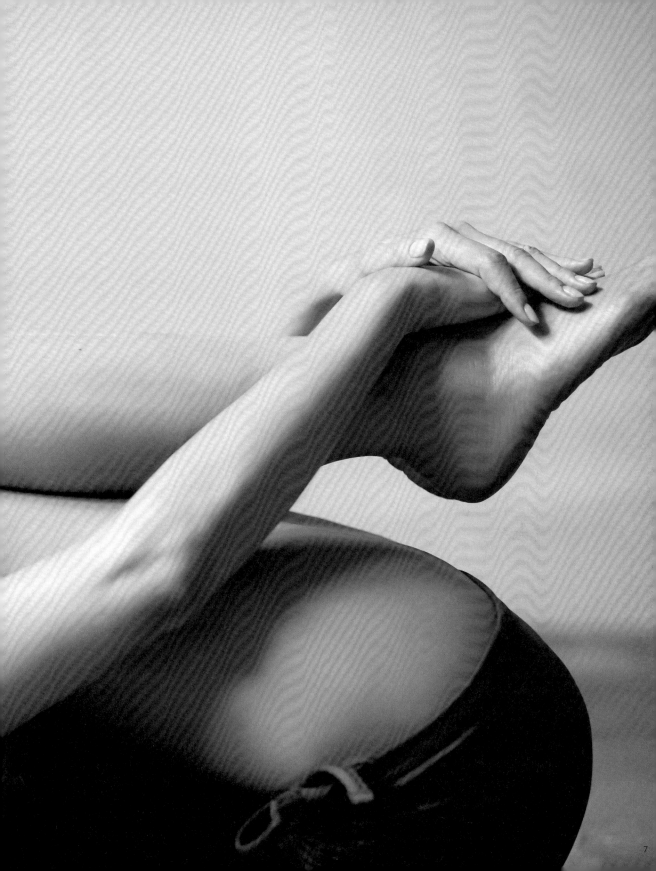

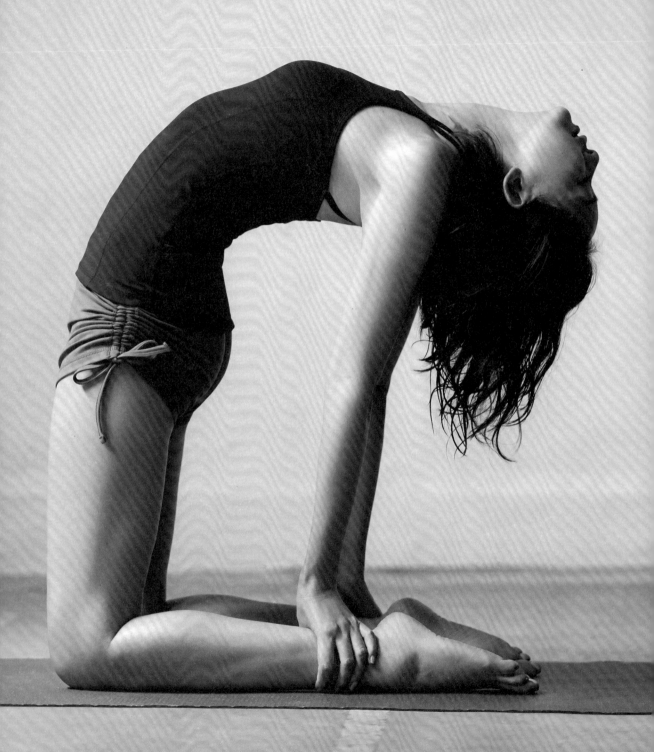

MEETS YOGA

初めてヨガを体験したとき、「体がかたい私には合わない」と思いました。スタジオには体がやわらかな人ばかりいて、このポーズができる、できない、という会話が飛び交い、体がカチコチの私は「おもしろくないな」と心の中でつぶやいていました。レッスン後には「もう2度とやらないだろう」と思うほどでした。

そんな私がすっかりヨガの魅力にハマってしまったのは、2人の先生との出逢いがきっかけでした。ひとりはYOGA STUDIO TOKYOを主宰する大友麻子先生。28歳の頃に「SHIHOトレ」というヨガ&トレーニング本を制作することになり、先生のスタジオを訪ねたのが最初の出逢いでした。レッスンを受けてみたら、いままで抱いていたヨガの認識が変わりました。先生は、「体がかたくてもぜんぜん大丈夫！」「力を抜いて、リラックスして」「無理をしないで」「どっちでも、なんでもいいよ」と、とにかく教え方が自由で優しい。体のかたい人ややわらかい人、初心者から上級者まで、それぞれが持つレベルに合わせて、個々のよさを引き出してくれるのでした。誰かと比べたり、できる、できない、ではなく、ただポーズと呼吸に集中する。先生のレッスン中に体はどんどんやわらかくなって、最後のリラックスのポーズ（両手両足を伸ばし、全身の力を抜いてリラックスする）では、スコーンと意識がとんでグースカ寝てしまったのを覚えています。そこから起き上がったときのすっきりした気持ちよさといったら！　いまでも忘れられない経験で、何とも言えない充実感と幸福感に満たされていました。

誰かと比べたり、できる、できない、ではなく、
ただポーズと呼吸に集中する。

MEETS YOGA

体をすっきりさせる心地よさを求め、時間を作ってはレッスンに通う日々。こうして、ヨガにハマり
だしてしばらくした頃、大友先生の師匠にあたるケン・ハラクマ先生と出逢う機会がありました。彼
はアシュタンガヨガの創始者シュリ・K・ピタビジョイス氏より日本人初のアシュタンガヨガ正式指
導資格者として認定を受けた、日本を代表するヨガの第一人者。ちょうど失恋して心にぽっかり穴が
あいていたときに、ケン先生から直接指導いただける機会に恵まれ、心を埋めるかのように無我夢中
にヨガに通いました。このときの学びは、目から鱗の連続。ヨガといえばポーズを繰り返し、体がや
わらかく気持ちよくなることだったのが、改めて呼吸の大切さを知りました。また、ほんの少しの意
識の違いでポーズの難易度が変ったり。ヨガに向き合っている姿勢や生き方が、生活にまでリアルに
現れる。自分の視点が変わったり、生き方を改善したり、新しい発見に繋がったり。ヨガを通して様々
なことがリンクし始めて驚きと面白さに満ち溢れていました。

そんな頃に、ケン先生と一緒に「おうちヨガ」を考案し、自分なりのヨガを練習するようになりまし
た。DVDを出すことになり、イベントでも伝えるように。こうして、日常の中にヨガが溶け込み始
めてからヨガマットを離れても、様々な場所で「自分」「人」「自然」との繋がりを感じる日々が始まっ
たのです。

ヨガに向き合っている姿勢や生き方が、
生活にまでリアルに現れる。

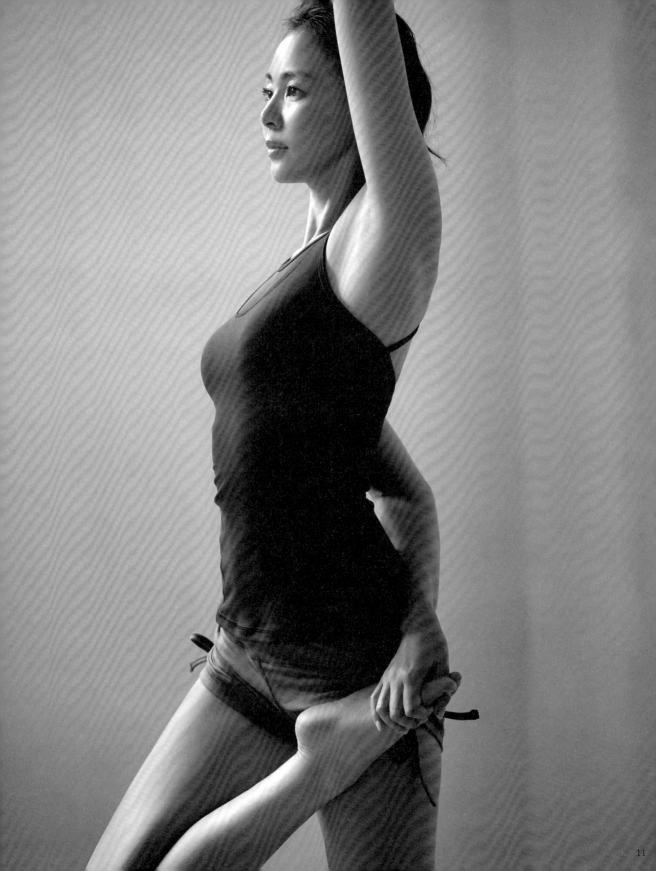

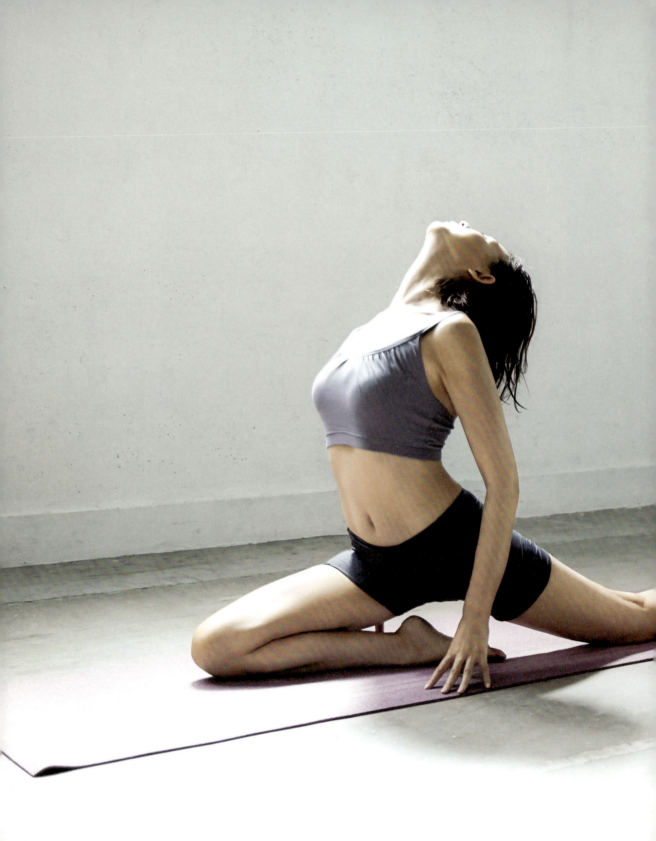

ON THE MAT

ヨガはとにかく実践あるのみです。私がハマったのも、
先生にコツを教えてもらったおかげ。マットの上で行う
呼吸とポーズのコツ、効果を感じるためのポイントをお伝えします。

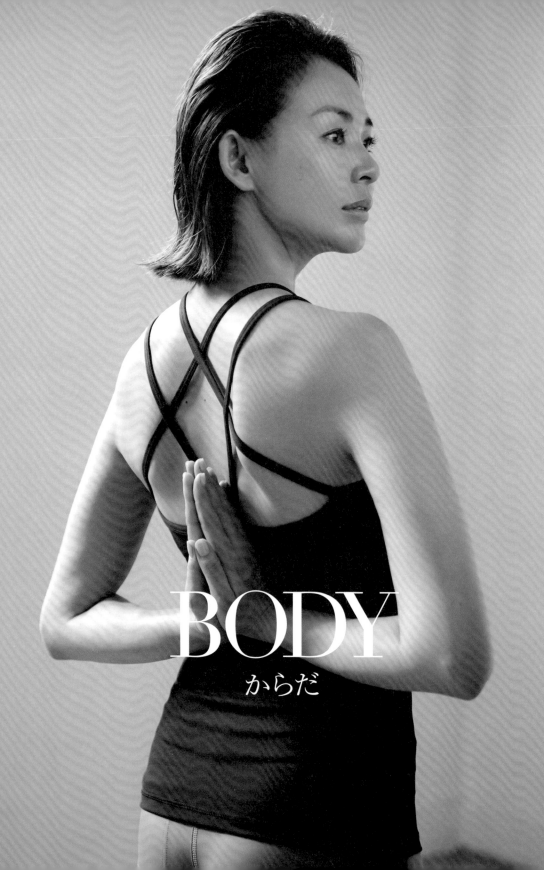

BODY
からだ

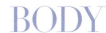

体は伸びやかでしなやかになり、
滞りのないスリムな美しい体に近づきます。

　ヨガというと難しいポーズをイメージしてしまいますが、ポーズを完璧にすることが本来の目的ではありません。"ポーズは、それを達成しようという意識が消えたときに完成する"という言葉があるように、一生懸命頑張るものではなく、リラックスして力を抜いて体を解放していくものです。私はどんなポーズでも体の力は抜いて、おへその少し下あたりの丹田を中心にポーズし、呼吸で全身に空気を巡らせるイメージをもってヨガを楽しんでいます。そうすることで体は伸びやかでしなやかになり、姿勢が整い、滞りのないスリムな美しい体に近づきます。体が美しく若々しい人に出逢うと、そのほとんどがヨガ経験者だったりします。それくらいヨガは、心と体を美しく保つためのひとつのツールになっていると思います。実際に肩こりや腰痛、体調不良、時差ボケが改善されたり、続けることで月経が月の満ち欠けとリンクしてきたり、他にも代謝が上がり、便通がよくなったり。ヨガ後は心身ともに満たされるから食欲も抑えられる傾向にある気がします。とにかく体に"変化"が起きいいこと尽くし。呼吸とポーズを規則的に続けると、慢性疲労、喘息など幅広い病気に効果があるという研究報告もあるそうです。また、ストレスに対する抵抗力がアップするなど効果は様々です。実は、このヨガDVDの制作準備中も体調不良なときがあったのですが、「おうちヨガ」を1時間続けたら、すっかり体調が回復したというエピソードも。

　でも、これらの効果は実際にヨガを実践して感じられること。とにかく、体を動かしていくしかないのです。今回の「おうちヨガ」は、体のあらゆるパーツを目覚めさせ、背骨や関節を柔軟にし、筋肉や内臓を整えてすっきりさせてくれるポーズを考えました。習慣にすることで体質や癖に気づきやすくなり、自分の心地いい状態を知ることができます。ヨガを通して全身を整え、体の変化をぜひ実感してください。

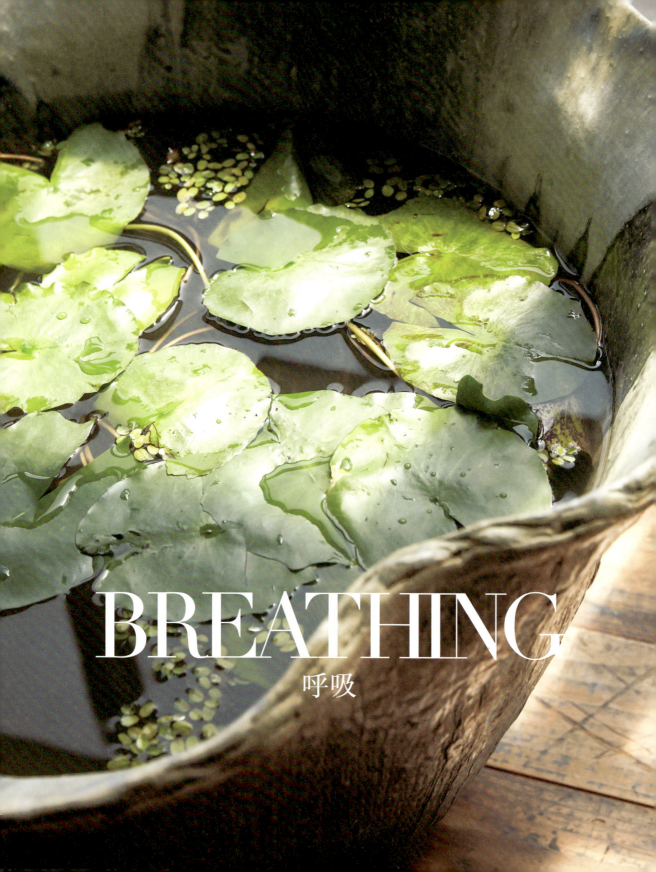

BREATHING

大きな効果をもたらすためには、
ポーズよりも実は呼吸が重要なのです。

ヨガを始めていちばんの発見は"呼吸"です。毎日なにげなくしている呼吸ですが、ヨガに出逢うまでは、その大切さについて全く気づいていませんでした。改めて思うのは、呼吸が私たちの感情ととても深く繋がっていて、心と体を生き生きと、そして健康に保つためにとても重要だということです。ヨガにおいても、意識を深めてより大きな効果をもたらすためには、ポーズよりも呼吸が大切です。

深い呼吸をすると、血液や脳に、より多くの酸素を送ることができます。ヨガのポーズと連動することで、体の中に宿る生命のエネルギーを活発にしてくれて、心を落ち着けてくれます。深い呼吸ができるようになると、つまりは心の状態をもコントロールすることに繋がります。ヨガでは難しいポーズを頑張って呼吸が止まってしまうよりも、深い呼吸を数回繰り返しながら、ひとつのポーズをゆっくり丁寧に行うほうが効果的です。

私がいつもヨガを行うときには、ポーズよりも呼吸に意識を向けるようにしています。どのように意識をしているのか？　それは呼吸の仕方と深さ、長さとリズムです。

「おうちヨガ」では、口を閉じて鼻呼吸をします。より深い鼻呼吸をするためには、喉の奥を意識してみてください。空気が喉の奥を通っておへそまで吸い込まれ、おへそから背骨、喉を通って空気が吐き出される、という流れをイメージしながら呼吸します。3〜5秒かけてゆっくりと息を吸い込み、3〜5秒かけてゆっくりと息を吐きます。このとき、吸う息と吐く息の長さは均等にします。呼吸の響きを耳で聞きながら行っていくと集中力が高まり、呼吸の長さを一定にキープしやすくなります。

呼吸が均等の長さでできるようになったら、次は、呼吸と体の動きを合わせて行ってみてください。ポーズと呼吸には少しルールがあって、動きに合わせて、吸う、吐くが決まっています。例えば、吸うときは、立ち上がる、伸ばす、開く、上を向く、後屈をします。吐くときは、下に降りる、前屈、ねじる、引き締める、下を向く、仰向けになるなどです。私は、ポーズをしてから呼吸するのではなく、呼吸に合わせて体を動かし、一定の呼吸のリズムをキープできる範囲でポーズをするよう心がけています。呼吸が乱れたり、浅くなるときは、ポーズを無理にしている証拠です。呼吸が深まるとポーズや効果も深まります。よりヨガで効果を得るためには、完璧なポーズを目指すよりも、同じ長さの深い呼吸を意識して行ってみてください。

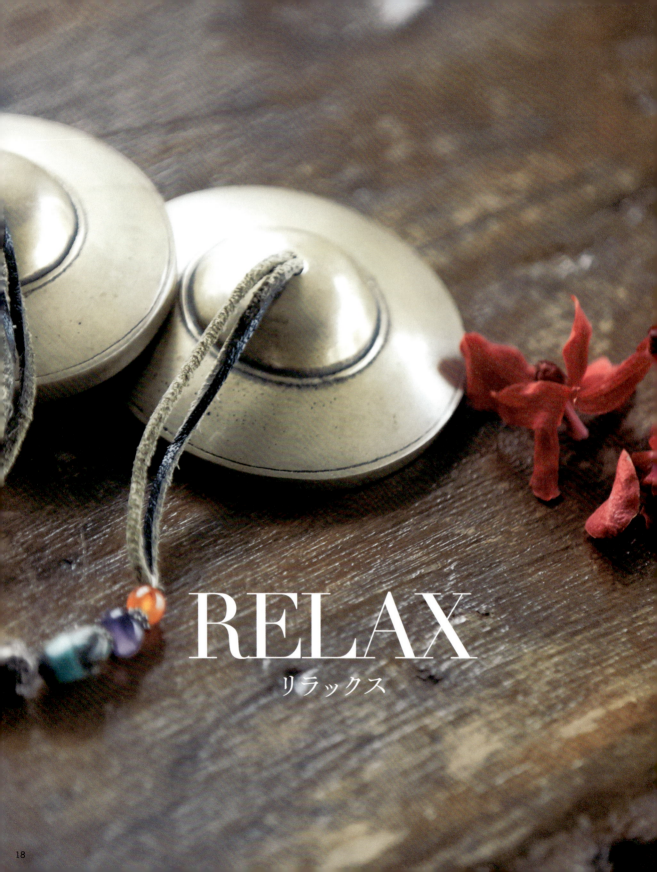

RELAX
リラックス

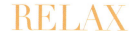

RELAX

筋肉の緊張がすっかり解けると、
全身が穏やかな幸福感で満たされます。

毎日を楽しくハッピーに過ごす秘訣は、どんなときもリラックスしていることです。私自身も、心身ともにリラックスしていたい、といつも思っていますが、仕事や子育て、家事など様々なことに追われて、ついつい肩に力が入ってしまい意気込んでしまいます。また思いがけない出来事が起こったときにも、すぐに緊張状態に陥ってしまいます。心と体は繋がっているので、筋肉がリラックスしているときは心もリラックスし、心に不安があるときは体も苦しんでいます。私は悩み事があるとつい考えすぎてしまい、精神的に緊張して眠りが浅くなる傾向にあります。夜中に歯を食いしばっていたり、翌朝には額にしわが寄っていたり……。いま考えると、悩んでいるときは毎日が充実していない証拠なのかもしれません。うだうだと頭の中で「あーでもない」「こーでもない」と考えて不安になってしまっている状態。でもそんなときこそ、ヨガをします。

深い呼吸とダイナミックなポーズの繰り返しは、頭の中のモヤモヤを吹き飛ばしてくれ、集中することで無心になれます。ヨガをしているときは、体も運動などで興奮しているときに働く交感神経が活発になっています。最後のリラックスのポーズ（両手両足を伸ばし、全身の力を抜いてリラックスする）では、体が休まり副交感神経が働き始めます。この動と静のメリハリが、心と体に充実感をもたらしてくれます。ヨガ中は何よりも呼吸とポーズに集中して体を動かし、リラックスのポーズでは一気にすべての意識を手放します。呼吸から意識を外し、体中のすべての力を抜いて重力に身を任せ、体が床に溶けていくような感覚や軽さや、温かさの感覚を味わってみてください。筋肉の緊張がすっかり解けると、全身が穏やかな幸福感で満たされます。リラックスのポーズは他のポーズよりも長く、10分程度続けることが最適です。

このポーズではいまあること、悩み、時間、肩書き、家族、すべてのものの繋がりから解放されて、何者でもない自分になってみます。スコーンと意識がとんでしまうほどになれたら、起きたときには心も体も爽快に澄み切った気持ちよさを感じられると思います。

ヨガでは、こんなふうに緊張とリラクゼーションの感覚を味わってみてください。感覚の差がわかるようになると、この２つを意識的にコントロールできるようになります。私は、この心地いい感覚を味わいたくて、ヨガを続けています。

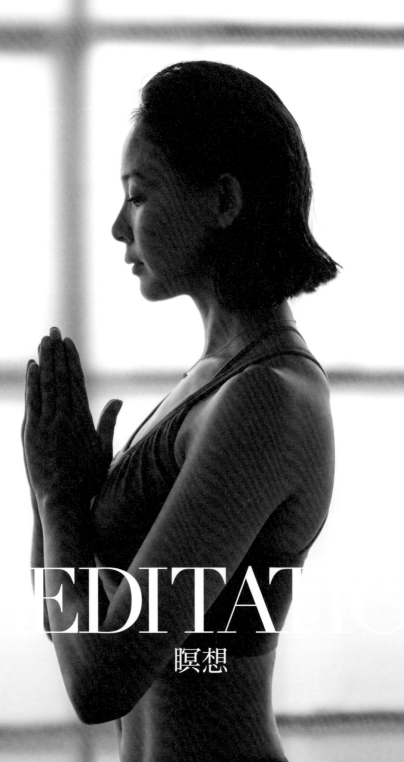

MEDITATION
瞑想

MEDITATION

静かに瞑想する時間、
それは私にとっての安らぎのひとときです。

瞑想はヨガの中心となるものです。ヨガを始めて4年くらい経った頃に「瞑想」が突然したくなり始めました。ヨガの後に座って目を閉じてみると、暗闇の中にある目には見えない世界にすごく興味がわき、何かがある！と感じました。ヨガのポーズと呼吸が体のアプローチだとすれば、瞑想は心を鍛える訓練になります。心は、常に欲望や感情、感傷や思い出、思考に引っ張られて様々な思いで揺れ動いています。瞑想ではある一点に集中し、心を静めて思考の波を止めることによって本当の自分の性質を理解し、内側に広がる知恵と静けさを思い出せるようになるといわれています。練習とともに、古くから伝わる教えを学ぶうちに、何事にも感謝すること、愛することの喜び、人としての幸せを再確認するように。静かに瞑想する時間、それは私にとっての安らぎのひとときです。

まずは、目を閉じたときに表れる感情や思考にとらわれるのを止めて、それらは自分のことと思い込まず、誰か他の人を見るような第三者の位置に立って観察してみてください。私はいつも心や体を解放して自分という人間を手放していく感覚を持つようにしています。もし、目を閉じて集中できない場合は、五感のいずれかに集中してみてください。目を閉じたときに見える真っ暗な視界、何も聞こえない中にある音、均等な深い呼吸、マントラを唱えるなどです。マントラは「オーム」（すべての音と文字の源。オームを20分唱えると体の中の原子がくつろぐといわれています）と「ソーハム」（「私はそれである」という意味を持ち、呼吸の吸う音と吐く音からきています）が簡単でよく使われています。マントラは声に出しても心の中で唱えてもどちらでもかまいません。別のパターンは、自分と自然のものを一体化する感覚を持つことです。太陽や海、木や風、宇宙などと自分がひとつのものとしてとらえるのです。目を閉じながら、様々な集中を楽しんでみてください。そうすることで一時的に、感情や思考から解放されると思います。瞑想で心を鍛える訓練を続けると、目的意識と意志が強まり、思考が明晰となり、集中力が高まります。また心が整理され、何にもぶれない強さを生み出し、リラックスのポーズで感じる以上の心地よさをもたらしてくれます。瞑想で心を静めて静かなひとときを持つことで、いまここにある幸せを味わい、今よりさらに毎日が充実した日々になりますように。

瞑想の基本ステップ

1. 瞑想のための場所を決める　2. 時間は明け方か夕暮れ時が理想　3. 同じ時間、同じ場所で続けてみる　4. 背中、首、頭を一直線にし、北か東を向く　5. 心を静める　6. 5分間深呼吸し、だんだん呼吸の速度を落とす　7. 一定の呼吸のリズムを作る　8. ふわふわとする心に身を委ねる　9. 額か胸のどちらかに焦点をあてる　10. 集中の対象に焦点をあて、心を留める　11. 二重の意識が残りながらだんだん瞑想状態が訪れる　12. 二重性が消えたとき、超意識へ

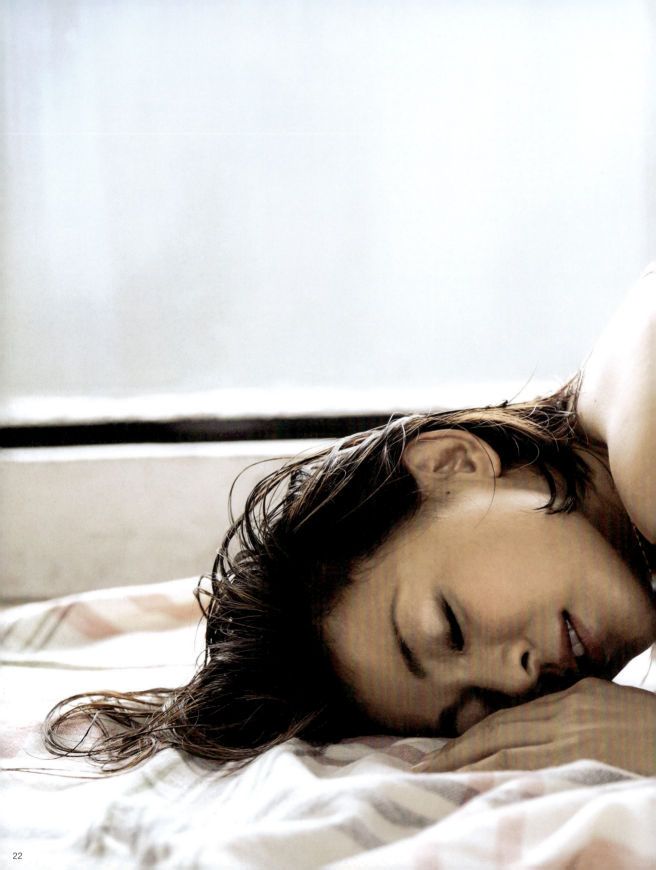

OFF THE MAT

ヨガで心と体がほぐれると、マットから離れた日常生活にも
変化が現れます。自分をとりまくエレメンツから心を解放して
様々なことを感じることで、見えてくる世界があります。

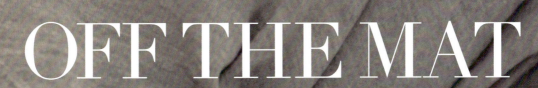

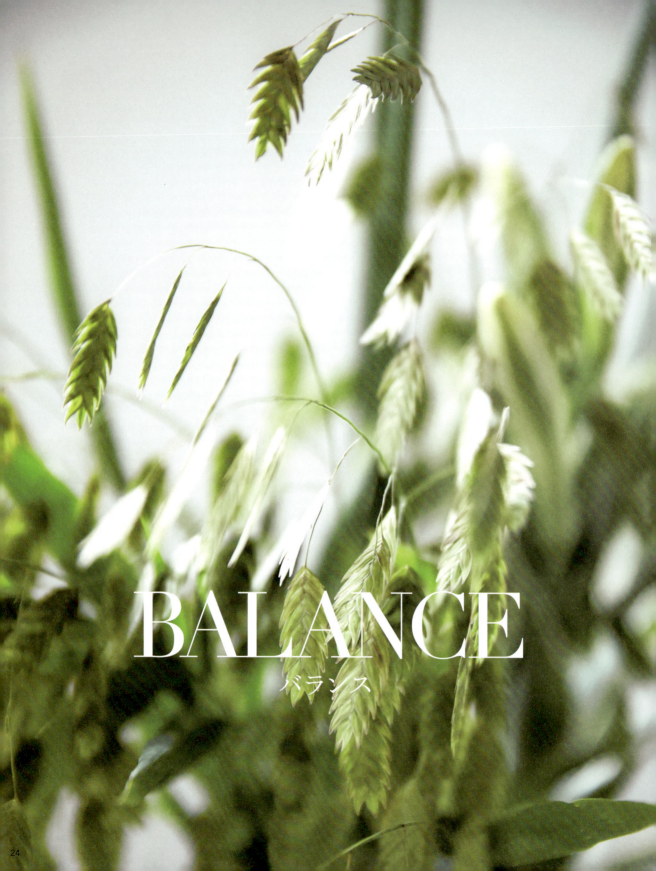

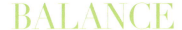

いまの目標は育児、仕事、家庭、そして自分磨き。
そのすべてのバランスをとりながら上手に生きていきたい。

世の中のものは陽と陰、太陽と月、光と影など、相反するものでバランスがとれています。「おうちヨガ」でも体を伸ばしたら縮める、丸めたら反る、左右など対称の動きが入っています。バランスをとろうとポーズすることで体への感覚は鋭くなり、同時にアンバランスさも知ることができてバランス感覚が養われます。ポーズが不安定になるとつい体に力を入れて踏ん張ろうとしますが、バランスをとるコツは体の中心となる丹田（おへその少し下あたり）を重心にしてポーズをとることです。どんなときも丹田を引き締めて全身の力を抜くほうが、ポーズは伸びやかに固定し、バランスをとりやすくなります。丹田を意識することはポーズの美しさだけでなく、姿勢の美しさにも繋がります。

体のバランスを保つのが丹田だとすると、心のバランスを保つのは呼吸です。呼吸は常に吸う息と吐く息を均等の長さで続けてください。3秒で吸ったら3秒で吐く、5秒で吸ったら5秒で吐く、という感じです。呼吸を吸いすぎる人は物や考えを溜め込みやすく、吐きすぎる人は物や考えを手放しやすい傾向にある、というほど呼吸の仕方はその人を表します。

ポーズは止まっているようで、常に動いています。呼吸は繰り返され、丹田を引き締め、体は伸びているのです。そして毎日同じではなくて、体調や食事、気分や気候によっても心と体の状態は日々変わります。そんな変化の中でヨガの呼吸とポーズでバランスをとっていると、日々変化している日常にも常にバランス感覚をもって対応できる能力が備わってきます。いまの目標は育児、仕事、家庭、そして自分磨き。そのすべてのバランスをとりながら上手に生きていきたい。ヨガがすべてのバランスを保つことの楽しみを教えてくれているから。

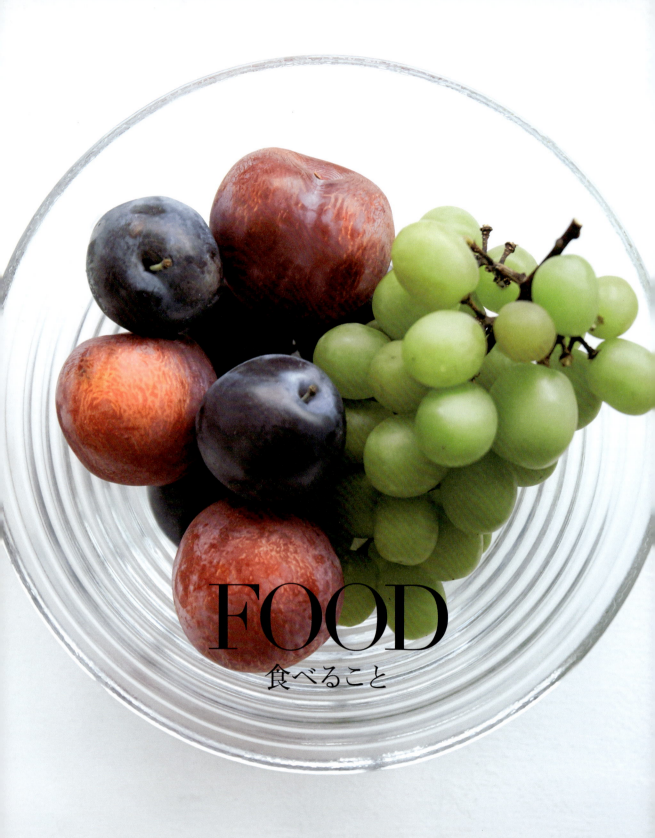

FOOD
食べること

FOOD

何でも感謝していただく気持ちが、
何より大事だと思います。

ヨガと出逢うまでは私にとって食事はお腹を満たすものでした。でもいまは「食事は味わうもの」だと感じています。ヨガを通して感覚が敏感になり、何を食べたら体にどう影響するのかを考えたり、感じたりするようにもなりました。さらに、体型をキープするのは運動だけではなく食事面が大きく影響します。実際、食べたものによって体型、お腹まわりやむくみなどが変わるので、以前よりも気をつけるようになりました。単純に、お肉を食べると消化するのに時間とエネルギーを使い、翌日体が重くかたく感じます。魚や野菜中心にすると、体は確かに軽く感じます。そうやって人は食べ物の影響を直接的に受けていると実感しています。

ヨガから食事を考えると、ナチュラルな食べ物＝太陽と空気、土と水から生まれる野菜、果物、豆、木の実、種などがおすすめです。動物の肉は、病気の原因になりやすく、必須のビタミンやミネラルが欠けていたり、必要以上のタンパク質が含まれていたり。本来の体の仕組みを考えると不自然な食事になると考えられています。また八支則の考えでもあるアヒムサーは生きとし生ける物すべてを尊ぶため、基本、生き物を殺して食べることはありません。そこまでストイックに考える必要はないですが、何でも感謝していただく気持ちが何より大事だと思います。ヨガ的な発想で食べ物を考え、健康でより美しい体をキープしたいものです。

食のカテゴリーは"純粋"で平静を導く「サットヴァ」、"活発"でエネルギッシュな行為を導く「ラジャス」、"無気力"で妄想や無関心を導く「タマス」の３つに分類されます。私は、この３つのカテゴリーを参考にしながら、いつも新鮮なフルーツや生野菜、旬の食材をバランスよく選び、食べすぎないようにしています。食材は蒸したり、煮たり、炒めるときはできるだけ油を使わないように料理します。またできるだけ加工食品をさけています。食事は、健康で美しい体をキープするには大事な要素です。口に入れる前に食材について考えて選び、体にどう影響するかを実際に食べて感じ、学びながら体質に合った自分なりの食事法を見つけていきたいものです。

サットヴァ：消化しやすく、心と体のエネルギーバランスを保つ食材
　　　　　　新鮮な果物や野菜、豆類、種、ナッツ、バター、牛乳、無添加の果汁、シリアル、
　　　　　　無精白パン、蜂蜜、ハーブティーなど。

ラジャス：　刺激を与え、食べ過ぎると心が乱れやすくなる食材
　　　　　　辛いハーブ、香辛料、コーヒー、紅茶、魚、卵、塩、チョコレートなど。

タマス：　　エネルギーが低下しやすく、無気力にとらわれやすい食材
　　　　　　肉、アルコール、タマネギ、ニンニク、酢などの発酵食品、鮮度の落ちたもの、
　　　　　　熟しすぎたもの、ジャンクフードなど。

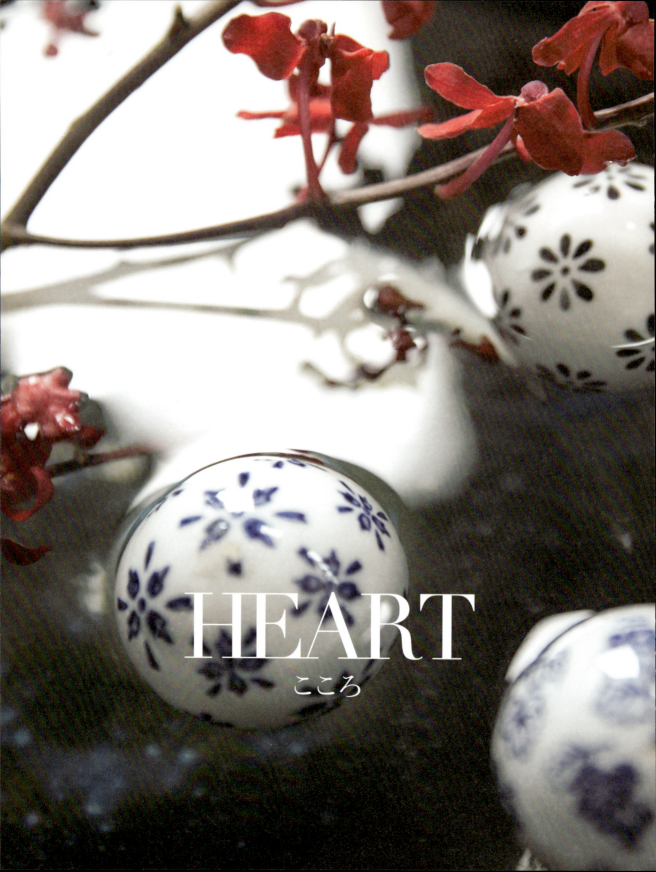

HEART

心と体はいつも繋がっています。心を開き解放し、鍛えることで、可能性が無限大に広がっていきます。

心は目の前にある出来事によって揺れ動き、思考にも左右されています。皆さんの心はいま、どんな状態ですか？　ポジティブな思考には心の癒やしや落ち着き、計り知れない可能性が秘められ、ネガティブな思考には自分を傷つけてしまったり、らしさを見失ってしまう力があると思います。心配や執着、嫉妬などは自分だけでなく周囲にも影響を与え、心が動揺し、行動が乱れてバランスを崩してしまうことも。そうやって心の持ちようで物事や未来はどんどん変わってしまうと思います。心と体はいつも繋がっています。心を開き解放し、鍛えることで、可能性が無限大に広がっていきます。

ヨガには「繋がる、結合する」という意味合いがありますが、習慣にするようになってから思考と目の前で起こる出来事が以前よりも早くリンクするようになってきました。単純な話、ポジティブでいるとポジティブなことが起き、ネガティブでいるとネガティブなことが引き起こってしまう。これはヨガを始めたから起こったことではなく、誰にでもいえることだと思います。ただ、ヨガで心と体がすっきりすることで、そのような状態に気づきやすくなっただけ。だからといって無理やり、頑張ってポジティブでいようとしているわけではなくて、気をつけているのはいつも心と体をフラットな状態にしておく、ということです。ヨガをすると体が整うのはもちろん、心が開きすっきりして気が整い、活力に溢れてきます。心がフラット＝気持ちいい状態になると、どんなことが起きようとも穏やかで優しい気持ちでいられます。過去や未来、心配や怒り、恐怖、執着、嫉妬など様々な思いや思考にとらわれることなく、どんなことが起きてもブレない心の状態をキープしたい。ヨガは、深い呼吸とポーズで体を鍛えるうちに、内なる心の精神状態もいつの間にか鍛えられ、強くたくましい自分を育んでくれます。

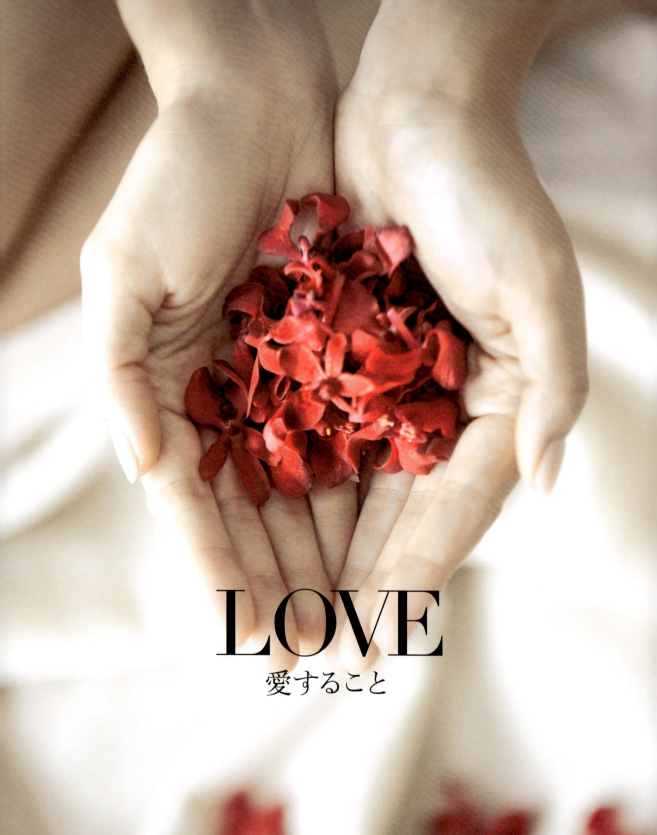

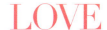

自分をきちんと愛することができれば、
周りにあるすべてのものへのつきあい方が変わってきます。

以前は、仕事に子育て、家事と忙しくて自分のケアを全く怠っていたら、見事に二の腕は太くなり、常にお腹がぽっこり出るように。むくみやすくなって何を着ても似合わなく、"モデル"としての危機さえ感じたほどです。そんな自分に愕然として心機一転、ヨガを本格的に再開しました。習慣にし始めると体つきが変わり、周りの人たちからは「痩せたね。引き締まったね。何かやってるの？」と聞かれるようになりました。体ってきちんと向き合えば必ず応えてくれると、改めて実感しています。体だけでなく、心のあり方にも余裕ができ、生活や周りで起こる出来事までもがスムーズに進むようになりました。毎日、目の前のことに一生懸命になるのももちろん大切ですが、自分自身の心と体がきちんとケアされていなければ、何事も楽しめないでいたことに気づかされました。まずは心や体と向き合って自分を愛してあげること。ここからがすべての始まりではないでしょうか。自分をきちんと愛することができれば、周りにあるすべてのものへのつきあい方が変わってきます。不思議なことに、意識を向けたところはあっという間に変化してきました。心や体だけでなく、子供、家族、仕事、人間関係など様々です。自分が変われば、周りもどんどん変わってきます。ヨガを通して、心と体が持つ癖や性質に気づき、整え、心地よさや変化を楽しんでください。それには実践あるのみです。実践の積み重ねが実感を生みます。

この「おうちヨガ」は30代に入って結婚、出産、仕事、と様々な人生経験の中でいつもそばにあり、ともに学び、歩んできたものです。ヨガは私の支えであり、生き方を導いてくれています。今回は改めて体改善のために作り直した、新しいヨガメソッドです。初めてヨガをスタートする方も、レギュラーで続けている方にも楽しめるように、ケン先生と一緒に考えました。愛すべきヨガメソッドが、皆さんのお役に立ちますように。

EIGHT LIMBS

八支則

2000年以上前に賢者パタンジャリがヨガ経典「ヨガ・スートラ」にのこした、数多くあるヨガの流派において基盤の教えを解説！
ヨガは「八支則」の教えである8つの段階と行法で成り立っています。

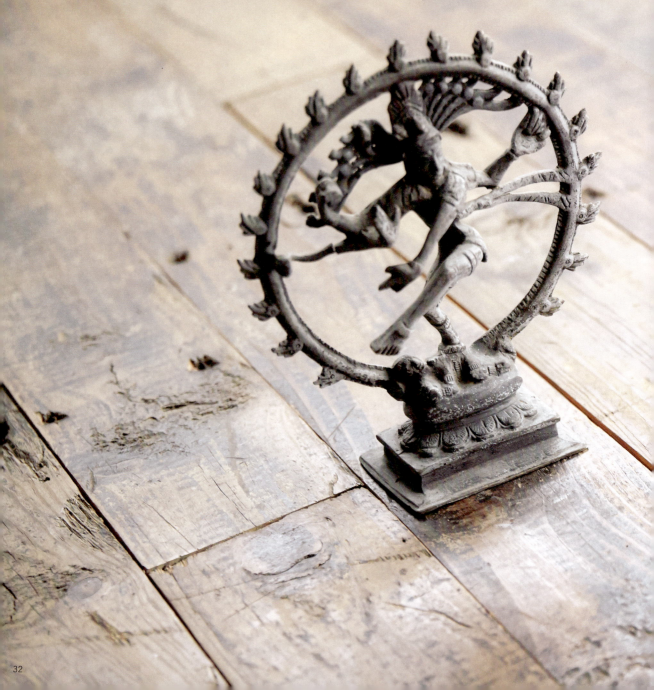

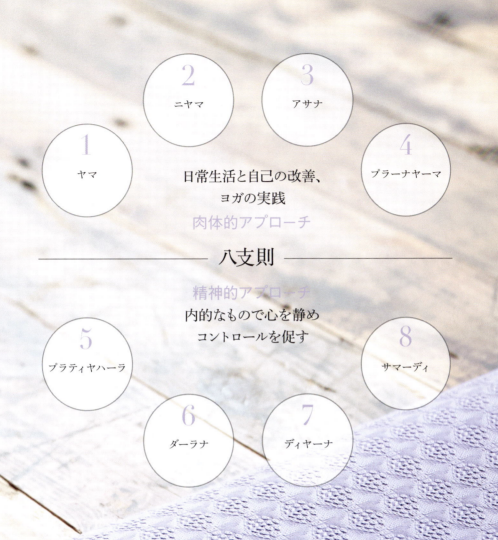

ヨガはポーズを繰り返すだけでなく、もっと深い意味がたくさん詰まっています。ポーズと呼吸は、ほんの一部。ヨガで心身ともにすっきりするのは、「ヤマ／ニヤマ／アサナ／プラーナヤーマ」の肉体的効果と「プラティヤハーラ／ダーラナ／ディヤーナ／サマーディ」の精神的効果の相互関係によるものだと、パタンジャリは解説しています。「ヤマ／ニヤマ」は、周りにあるすべてのものと自分自身との関係において振る舞うべき基本的な行為。「アサナ／プラーナヤーマ」は、基本となるヨガのポーズと呼吸。生活に取り入れることで、「プラティヤハーラ／ダーラナ」にあたる考えや、思いを解放、手放しやすくなります。集中力も高まり、"今"にしっかり向き合えるようになります。「ディヤーナ／サマーディ」は、心を静めて瞑想することで、人の意識と聖なる意識との間に立ちはだかっていた境界が繋がる手助けになります。五感が磨かれ、自然や自分自身、相手との繋がりを強く感じるようになると言われています。

八支則

行動を律する
道徳的規範と精神的心得

1.Yama
ヤマ
慎むべきこと

ヤマ5原則
・行動、言葉、思考レベルで他者に暴力を振るわない
・嘘をつかず正直に、考言動を偽らない
・他人のもの、時間、信頼、権利、利益などを盗まない
・利己的な欲を満たさず、何事も度を超さない
・貪欲を捨て、独占欲を抑え、物欲にとらわれない

2.Niyama
ニヤマ
守るべきこと

ニヤマ5原則
・心身や身の周りの環境を清潔に清らかに保つ
・今あるものや何事にも満足する
・問題や試練を受け入れ、受け入れられる強さを養う自己修練
・常に学び、成長し、自己の知恵を導くことを研究する
・感謝と尊敬、献身的な心。すべてを受け入れ身を委ね、
聖なる存在を意識して生きる

ヨガの練習

3.Asana
アサナ
ポーズ、座法

瞑想を深めるための座法や姿勢。
安定し、快適で、自然にリラックスした状態

4.Pranayama
プラーナヤーマ
呼吸のコントロール

瞑想を深めるために呼吸を整えること。
呼気と吸気をコントロールして生命力を抑制する

心を静めるプロセス

5.Pratyahara
プラティヤハーラ
感覚のコントロール

感覚への意識を高め、
アイデンティティと考えから心を解放する

6.Dharana
ダーラナ
集中

意識を定めて特定の対象に集中すること

7.Dhyana
ディヤーナ
瞑想

途切れることのない集中の継続。
自分と他を分け隔てなくなった意識の状態

8.Samadhi
サマーディ
心の平静を保つ精神的喜び

超意識、悟り

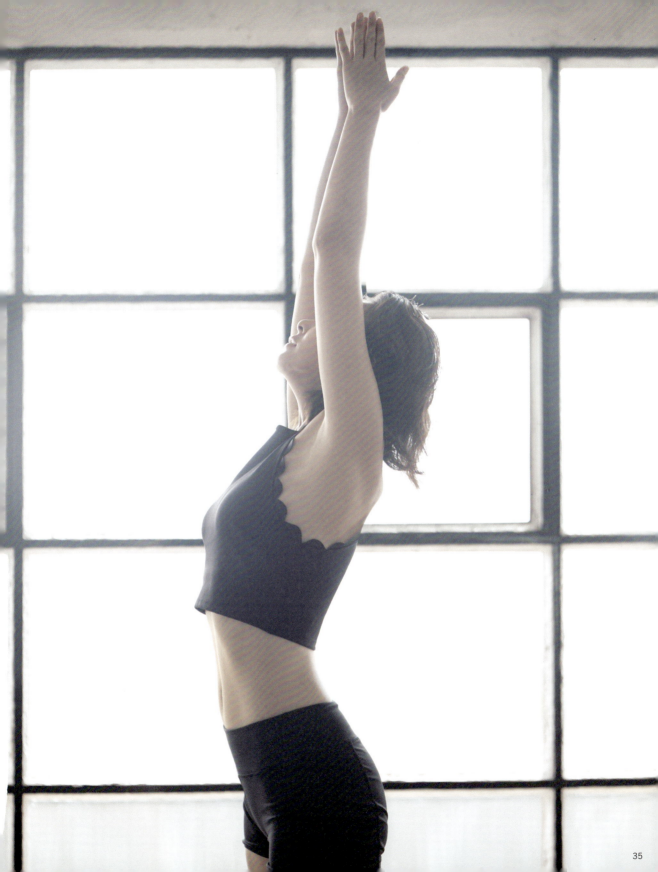

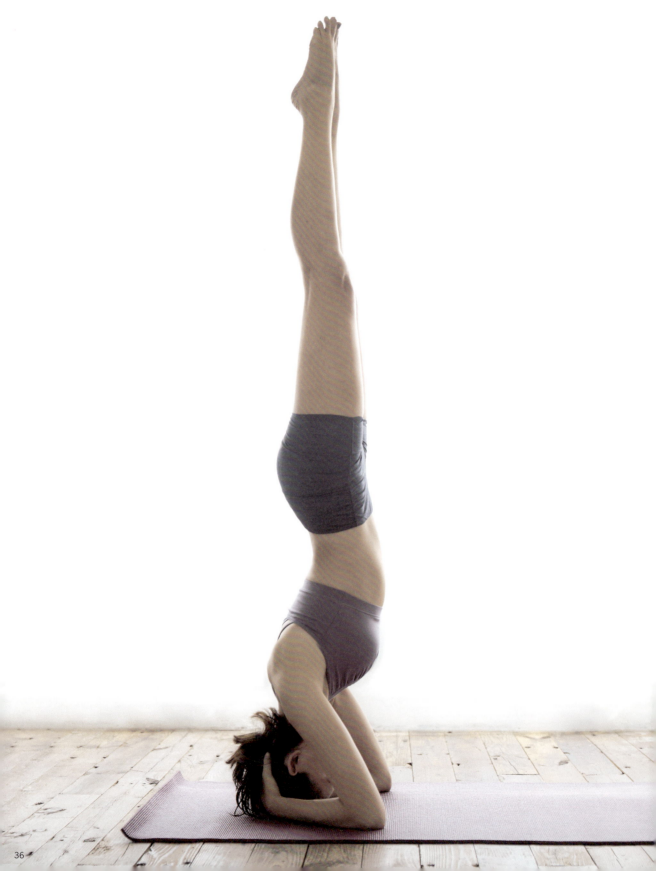

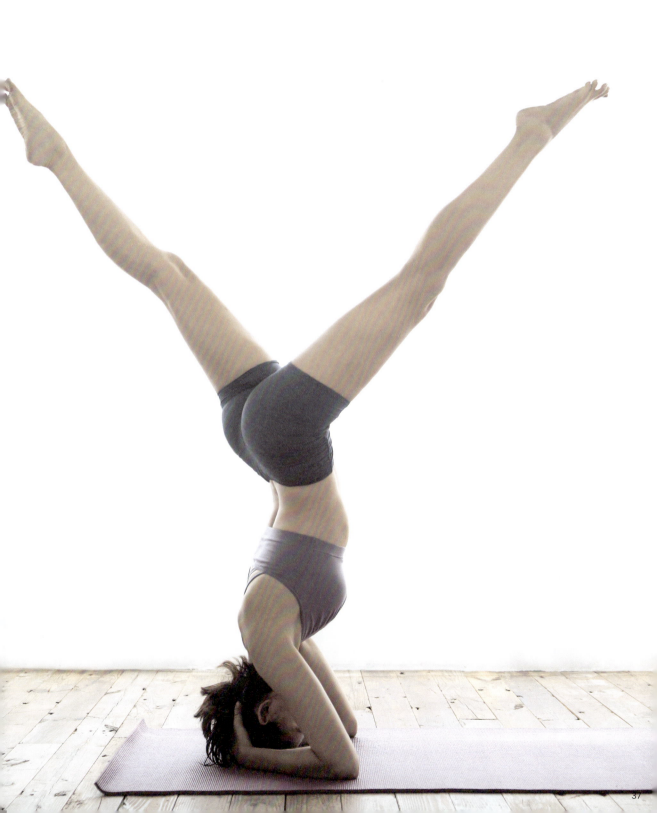

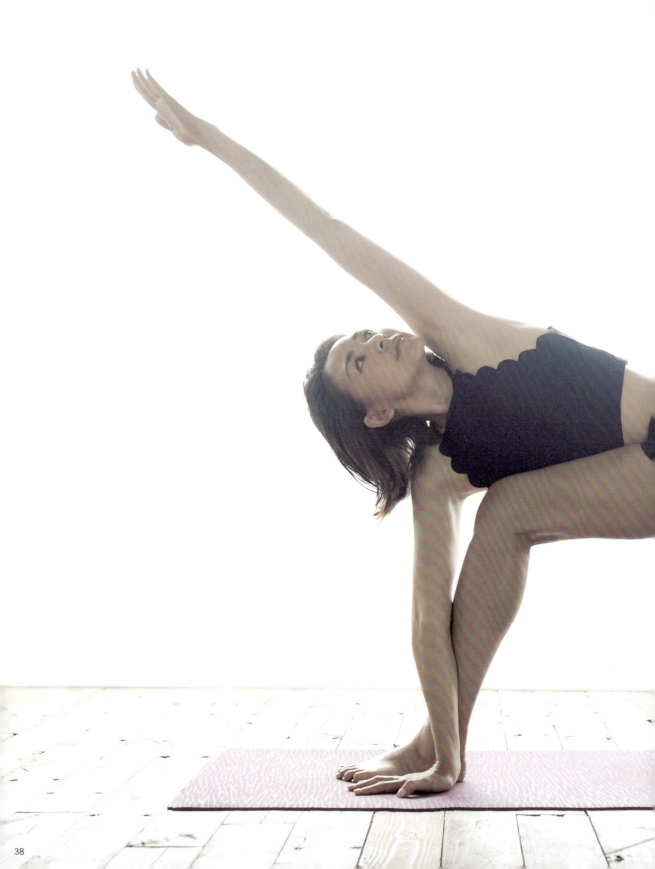

LET'S START OUCHI YOGA

リニューアルした「おうちヨガ」は心と体を鍛えなおすために、改良を続けてきた新しいヨガメソッドです。伸びて、丸めて、反って、ねじって、引き上げて……。全身をほぐし、引き締め、整えてくれるポーズと深い呼吸との連動でリセット&リフレッシュ!!

太陽礼拝は毎日の習慣に、立ちのポーズはダイナミックな動きで全身をほぐして鍛え、座りのポーズは体の中をじっくり伸ばして、寝のポーズは隅々までリラックスしながらストレッチ。実践しただけ、心と体がどんどん変わります。

太陽礼拝、立ち、座り、寝のポーズからポイントを抜粋したショートバージョン。初心者の方や、時間のない方はここからスタートするのがおすすめです。手軽に始めやすく、続けるたびに効果を感じられます。

各ポーズの説明と解説があります。
◉のマークはポーズをするときの目線の位置です。
練習の際の参考にしてください。

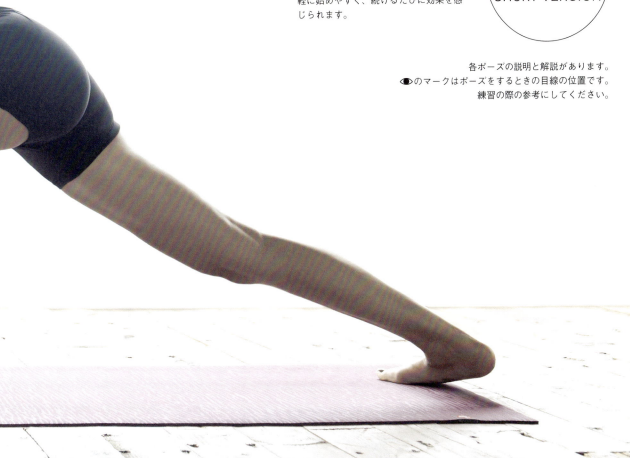

RULE & MANNER

ヨガを始める前に知っておいてもらいたい5つのルールとマナー。
意識して行えば、効果がグンと変わります！

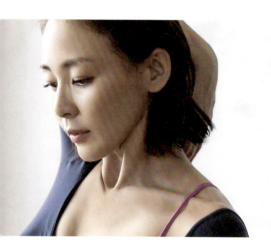

1 一定の鼻呼吸

口を閉じて、鼻から息を吸い鼻から吐く**鼻呼吸**。
吸う息と吐く息の**呼吸の長さは一定**にします。
ポーズ中、**呼吸は止めない**ように。

2 ヨガマットを使いましょう

足が滑らないように、けがをしないように
ヨガマットを使用することをおすすめします。

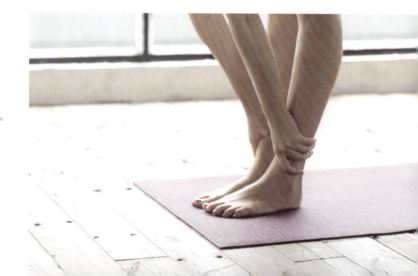

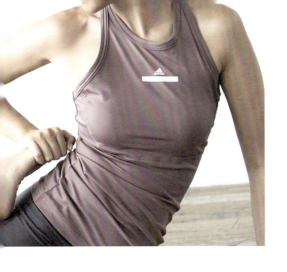

3 重心はおへそ

肩の力は抜き、常にリラックスしましょう。
お腹はへこませた状態を保ちます。
どんなときもポーズの中心がおへそになるように。

4 目線を定める

目はつぶらない。ポーズを決めたら
まっすぐ一点を見つめる。
（詳しくはポーズ詳細ページを参考に）

5 ポーズを無理しない

ポーズの形にこだわりすぎない
深い呼吸がキープできるポーズ
を心がけましょう。

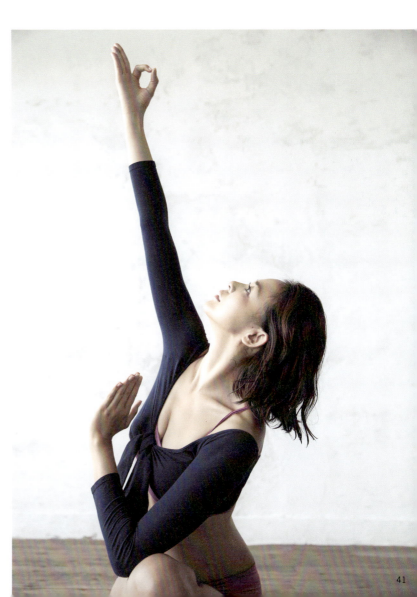

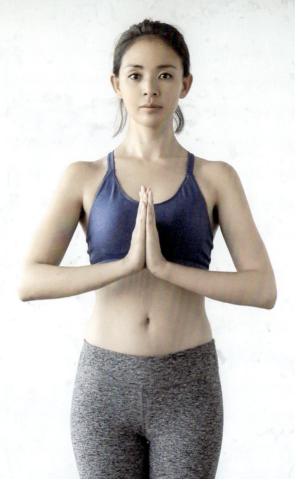

SUN SALUTATION
太陽礼拝

体をしなやかにしてくれる太陽礼拝は、ウォーミングアップのような存在。
胸を交互に拡張、収縮させ呼吸を整えます。
呼吸と動きを合わせるようにし、一連の動きを優雅に、なめらかに連続的に行います。

SUN SALUTATION

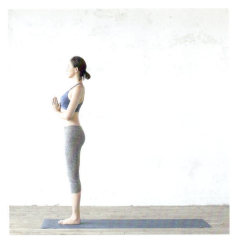

1 足をそろえてまっすぐ立ち、胸の前で合掌する。大きく息を吐く。
◉ 正面

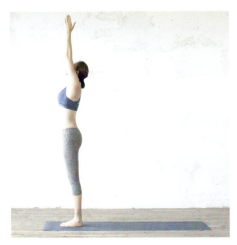

2 吸いながら両手を天井に伸ばす。
◉ 手

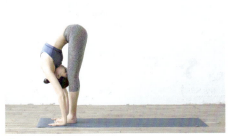

3 吐きながら前屈。首もだらんと力を抜いて。手のひらが床につく人は、手足の指先を横一線にそろえる。少し膝を曲げてもいい。
◉ 鼻

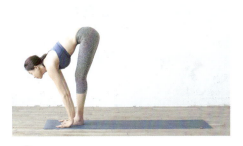

4 背筋を伸ばし、頭を上げる
◉ 鼻

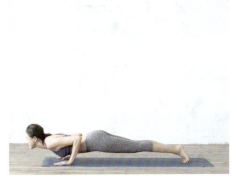

5 吸いながら両脚を後ろに、吐きながら胸を床に近づける。頭から足先まで一直線になるように。
◉ 鼻

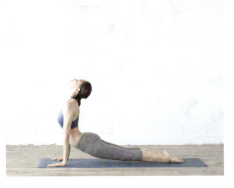

6 吸いながら頭を上げ、両肘を伸ばし上体を反らせる。
◉ 天井

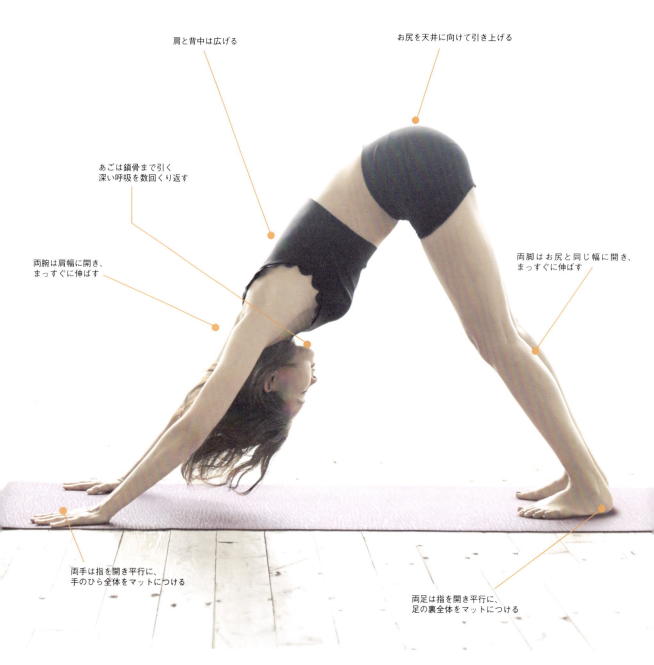

7　DOG POSE　基本ポーズとなるドッグポーズは、「おうちヨガ」でも何度も登場します。腕と脚を強化し、脊柱を正常な位置に戻してくれます。　👁 おへそ

SUN SALUTATION

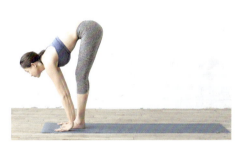

8 吸いながら背筋を伸ばし、右足、左足とマットの前にもどす。
👁 鼻

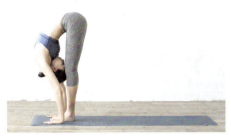

9 吐きながら前屈。首もだらんと力を抜いて。手のひらが床につく人は、手足の指先を横一線にそろえる。少し膝を曲げてもいい。
👁 鼻

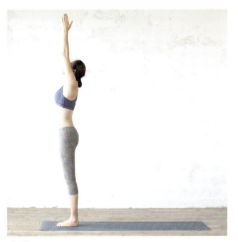

10 吸いながら両手を天井に伸ばす。
👁 手

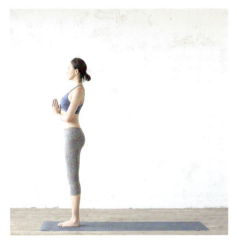

11 胸の前で合掌する。大きく息を吐く。
👁 正面

ヨガの始めに1〜10を3回から5回行ってください。
時間がないときは太陽礼拝だけを数回行うのもおすすめです。

STANDING

スタンディングポーズ

立ちのポーズは、ダイナミックな動きが続き、足腰の筋力をしっかりと鍛え、
バランス感覚を養います。ツイストや反りを組み合わせているので、
エネルギーをチャージできる、元気になれるポーズです。

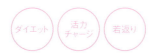

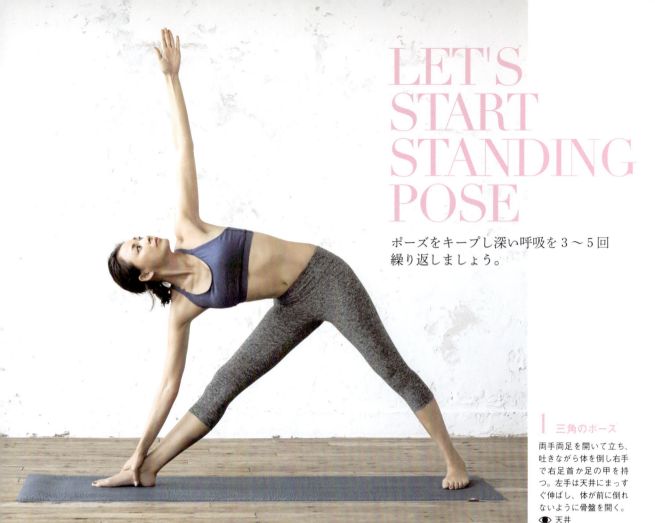

LET'S START STANDING POSE

ポーズをキープし深い呼吸を3～5回繰り返しましょう。

1 三角のポーズ
両手両足を開いて立ち、吐きながら体を倒し右手で右足首か足の甲を持つ。左手は天井にまっすぐ伸ばし、体が前に倒れないように骨盤を開く。
👁 天井

2 体側伸ばし
両足を開いたまま右手を右足の横につく。胸を開いてバランスをとり左手を前に伸ばす。手先から足先までが一直線になるように。
👁 手

3 前足を立てた猫
右脚を曲げたまま、両手は脚の内側にそろえる。吐きながらおへそを床にゆっくり下ろす。できる人は写真のように両肘をつき、深く股関節まわりをストレッチ。
👁 正面

4 おじぎをした猫
両手を前に伸ばし、おでこを床につける。お尻を突き上げて呼吸を整える。肩や首まわりの力を抜き、しっかり伸ばす。
👁 鼻

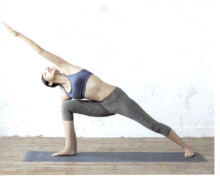
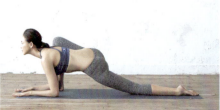
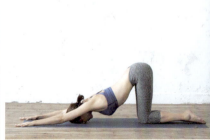

STANDING 1/4

OPPOSITE
反対側も同様に行う。

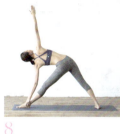
8

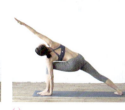
9

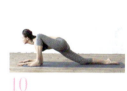
10

5 猫ツイスト
左肩を床につけ、左手を伸ばす。右手は肩から開くように天井へ伸ばし、後ろにストレッチする。足の甲は床につける。
👁 手

6 猫ツイスト
反対側も同様に行う。お尻は突き上げたままに、引き上げた手は気持ちいいところでキープする。
👁 手

7 ドッグポーズ
両手をついてドッグポーズになり呼吸を繰り返す。
👁 おへそ

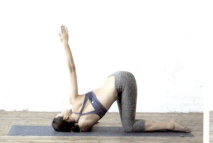

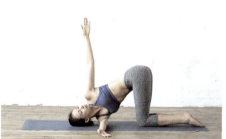

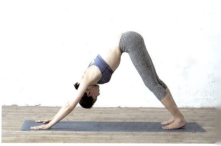

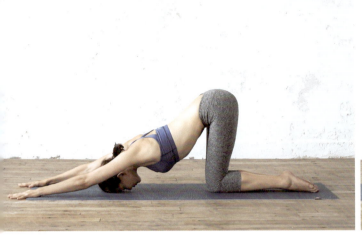

11 おじぎをした猫
両手を前に伸ばし、おでこを床につける。お尻を突き上げて呼吸を整える。
👁 鼻

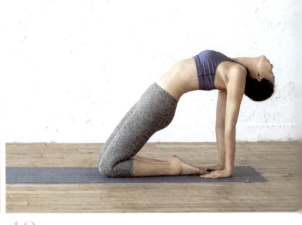

12 らくだのポーズ
お尻をかかとへ。両手をお尻の後ろへつき、吐きながらゆっくりと腰を持ち上げる。お尻を前に突き出すようにし、あごを引き上げ首の力を抜く。首は後ろにだらんとたらす。腰や首が悪い人は無理をしないで。
👁 鼻

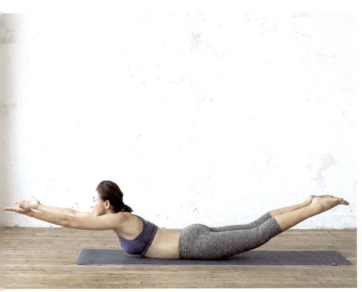

14 バッタのポーズ1
お腹をついて、両手両脚を伸ばす。両手両脚を上に引き上げ、腹筋でバランスを保つ。手のひらを上にして開き、手と脚で引っ張り合うように。お尻も力を入れてきゅっと締め、背筋を鍛える。
👁 鼻

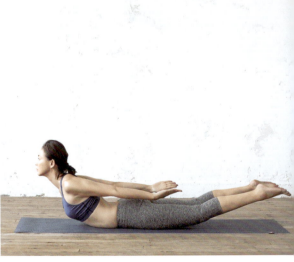

15 バッタのポーズ2
両手を後ろに伸ばし、手のひらを天井に向ける。呼吸しながら両手を上下に動かす。肩が上がらないように、しっかり背筋を使って反り、手先を上下に動かし、二の腕の筋肉を刺激する。
👁 鼻

STANDING 2/4

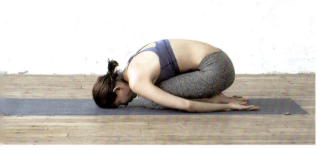

13 チャイルドポーズ

ゆっくりお尻を下ろし、手のひらを上におでこを床につける。反らした腰をリラックスさせ呼吸を整える。首も腰もゆるめ、全身の力を抜いてリラックス。どのポーズの間に入れてもいいおやすみのポーズ。

👁 床

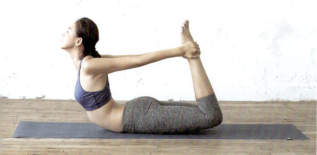

16 弓のポーズ

両脚をそろえて両手で両足首を外からつかみ、ゆっくり上体を引き上げる。両足を押し、手で引き合うようにバランスをとる。

👁 鼻

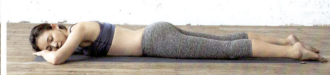

17 リラックスのポーズ1

手を顔の下に置き、体の力を抜き、大地に沈んでいくような感覚を味わう。反りのポーズの後に行うといい。

👁 閉じる

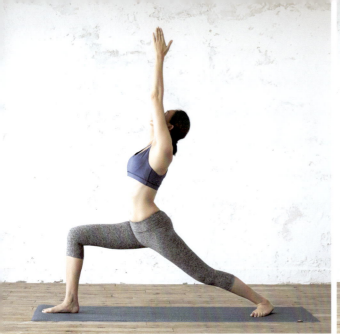

18 英雄のポーズ1

ドッグポーズから、吸いながら右脚を前に大きく開き、両手を天井に伸ばす。両脚でしっかりと上体を支える。骨盤は正面に向ける。
👁 天井

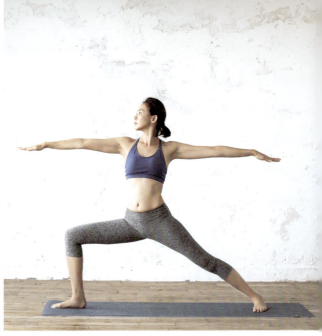

19 英雄のポーズ2

吸いながら両膝を伸ばし上体を横向きに、顔は正面へ。手を開き、右膝を曲げてキープする。
👁 正面

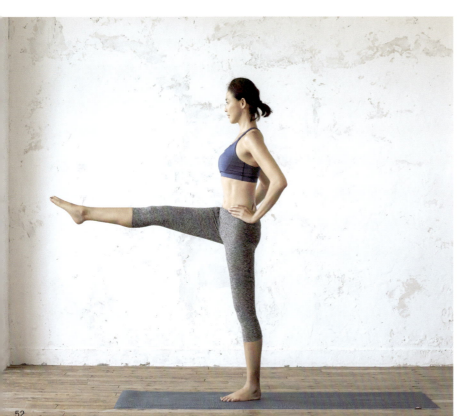

24 木の片足バランス

手を腰に、右脚を伸ばしたままゆっくり上げてキープする。上げた脚をまっすぐにキープできる高さでOK。
👁 正面

OPPOSITE

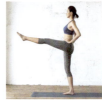

25

右脚を軸にして同様に行う。

STANDING 3/4

OPPOSITE

20

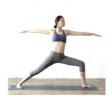

21

反対側も同様に行う。

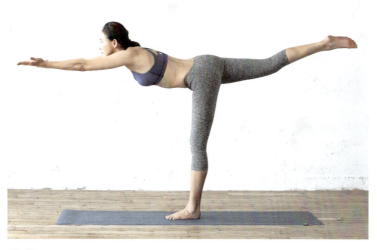

22 英雄のポーズ3

マットの前に戻って合掌し、吸いながら両手を天井に、左脚を軸に吐きながら上体をゆっくり前に倒し、右脚を伸ばしたまま上げてキープする。
◉ 正面

OPPOSITE

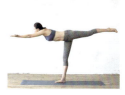

23

右脚を軸にして同様に行う。

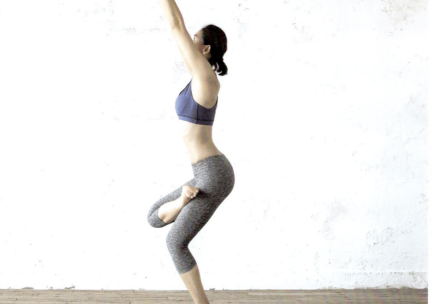

26 木の片足曲げバランス

右足の甲を左足の太ももにのせ、両手を胸の前で合わせてバランスをとる。ゆっくりと両手を天井に伸ばしキープする。
◉ 天井

OPPOSITE

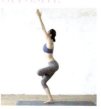

27

右脚を軸にして同様に行う。

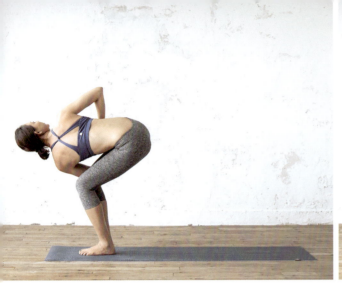

28 椅子ツイスト

吸いながら両手を天井、吐いて前屈。吸いながら両膝をそろえたまま少し曲げ、両手を胸の前で合わせる。吐きながら左肘を右膝にひっかけて上体をひねる。首を長く、肩を下げ、胸を開いて手のひらで押し合うようにする。

◉ 天井

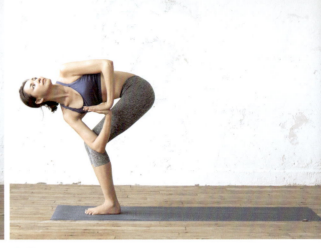

29 椅子ツイスト

前屈したら、吸いながら両膝をそろえたまま少し曲げ、両手を胸の前で合わせる。吐きながら右肘を左膝にひっかけて上体をひねる。

◉ 天井

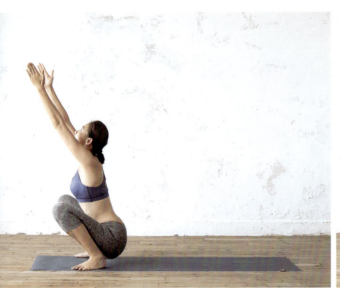

31 花輪の手伸ばし

両脚をマットいっぱいに広げて吐きながらゆっくりとしゃがむ。胸の前で手を合わせてから両手を肩幅に開いて天井に伸ばす。腹筋を使ってお腹をへこませ、高く引き上げる。股関節をしっかり開く。

◉ 天井

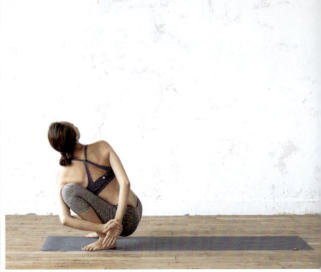

32 花輪のツイスト

胸の前で手を合わせ、上体を右側にひねる。右手を外側から回し、左手は左下から外側に伸ばして右手をつかむ。

◉ 天井

STANDING 4/4

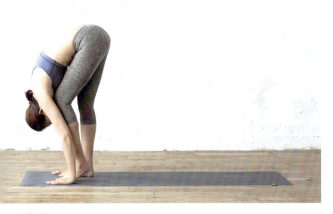

30 足踏み前屈
肩幅に脚を開いて吐きながら前屈。両手は足首か床へ。左右交互に膝を曲げる。胸が膝につくようにだんだん深く前屈する。
👁 鼻

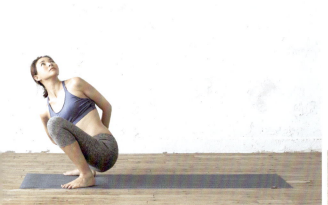

33 花輪のツイスト
胸の前で手を合わせ、上体を左側にひねる。左手を外側から回し、右手は右下から外側に伸ばして左手をつかむ。
👁 天井

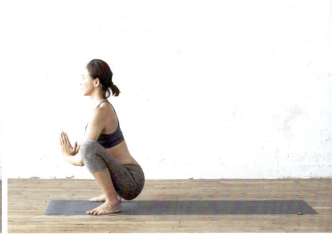

34 花輪の合掌
手をほどいて胸の前で合わせ、肘で膝を開いて深い呼吸を繰り返す。両肘を押しながら、股関節をしっかり開く。首を長く、遠くを見るように。
👁 正面

SITTING

シッティングポーズ

座りながら行うポーズです。股関節まわりを
しっかりほぐして開くので、体を中心からゆるめてくれます。
呼吸を体中に流すイメージで、股関節まわりに溜まりがちな
血液やリンパを流して、むくみ知らず、冷えを根本から解消できます。
オフィスで行うときは、椅子に座ってアレンジしてみてください。

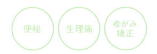

LET'S START SITTING POSE

ポーズをキープし深い呼吸を3〜5回
繰り返しましょう。

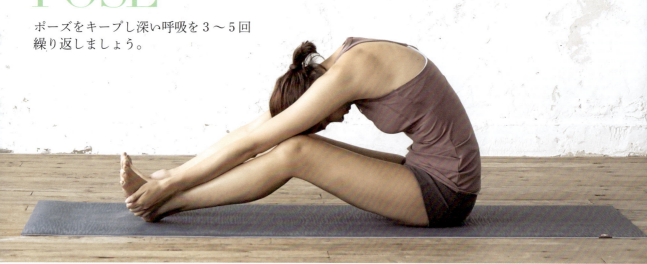

1 膝曲げ前屈
両膝を少し曲げて、両手で足の裏を外側からつかむ。背中を丸め、両脚を伸ばし、背中全体をストレッチ。おでこが膝につくように。
👁 鼻

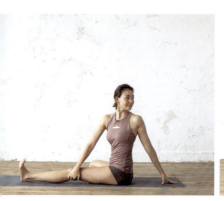

4 片膝曲げツイスト
右手は左膝にかけ、左手は後ろにつき、吐きながら上体をひねる。骨盤をしっかり立てて、上に伸びてからツイストする。
👁 後ろ

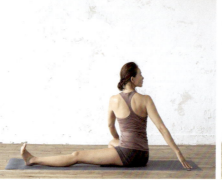

5 片膝曲げツイスト
左手は右膝にかけ、右手は後ろにつき、息を吐きながら上体をひねる。
👁 後ろ

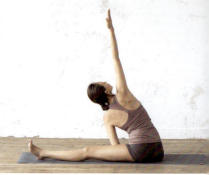

6 片膝曲げの伸び
右膝を少し開き、左手は前に、吸いながら右手を外側から遠くを通るように天井に伸ばす。脇腹を手先の方向にしっかりと伸ばす。
👁 手

SITTING 1/3

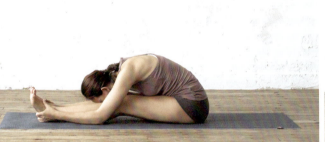

2 膝伸ばし前屈

両脚を伸ばし、吸って背筋を伸ばして、吐きながら前屈。両手で両足をつかむ。足の裏で手先からつながる上体を引っ張るように伸ばす。体をゆらし、背中から腰を伸ばす。
◉ 鼻

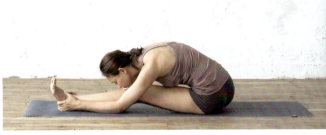

3 片膝曲げ前屈

右脚を曲げて太ももの内側につけ、右膝を90度に開く。両手で左足をつかんだら吸って背筋を伸ばして、吐いて前屈する。
◉ 鼻

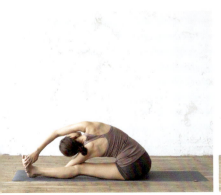

7 片膝曲げ体側伸ばし

吐きながら上体を倒し、右手は遠くを通るように左足先をつかむ。胸を開き、上体を前に倒れないようにする。
◉ 天井

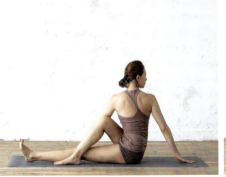

8 片膝立てツイスト

右膝を曲げて左膝の外側に、左手は右膝の外側につく。吐きながら上体をひねり右手は後ろにつく。
◉ 後ろ

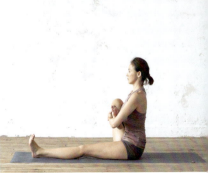

9 片足抱え

右脚を両手で抱え込む。背筋を伸ばし、右脚を胸に引き寄せる。骨盤が後ろに倒れないようにお尻まわりをストレッチ。
◉ 正面

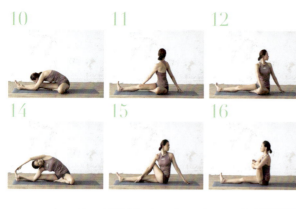

OPPOSITE
反対側も同様に行う。

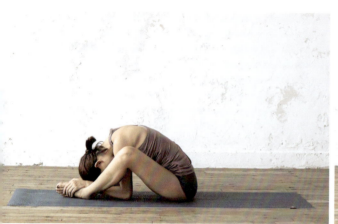

17 合せき前屈1
両足の裏を合わせて少し体から離す。手で足先を持ち、肘をつく。頭をだらんとたらし、背中を丸く、膝を自然に開き、吐きながら前屈する。
◉ 鼻

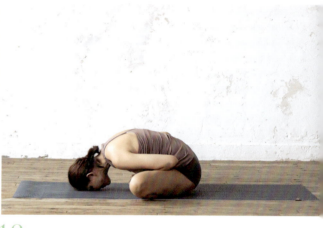

18 合せき前屈2
合わせた両足先を体に近づけ足の裏を上に向ける。背筋を伸ばし吐きながら前屈。足の裏を上に向け手で押さえると股関節がより開く。
◉ 鼻

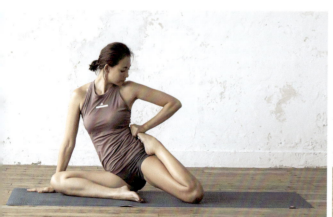

21 鳩のポーズ2
右手は床へ。曲げた足の甲を左手で押さえ、お尻に近づける。吐きながらゆっくりと足を引き寄せ、太ももまわりからストレッチ。
◉ 足

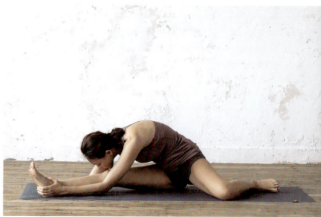

22 鳩の前屈
左脚をゆっくり後ろに曲げたまま下ろし、右脚は前に伸ばす。ゆっくりと前屈する。お腹を太もも、膝にあごがつくように。
◉ 鼻

60

SITTING 2/3

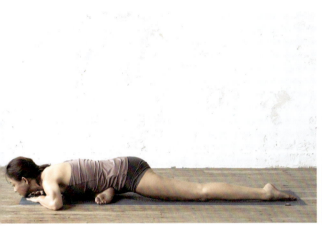

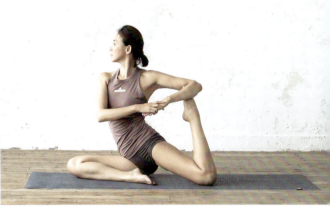

19 鳩のおやすみ
右膝は曲げたまま、左脚は後ろにまっすぐ伸ばす。上体をゆっくり倒し胸を床につけ脚のつけ根を伸ばす。曲げた脚を少し内側に戻し、重心が真ん中に来るようにする。
👁 鼻

20 鳩のポーズ1
ゆっくり上体を上げて、左膝を曲げ、左手で足先をひっかけて両手を結びキープする。お腹を引き上げ、背筋で体を支える。骨盤を前に向けるイメージで。
👁 正面

OPPOSITE

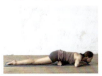 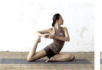 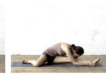

23　　24　　25　　26

反対側も同様に行う。

61

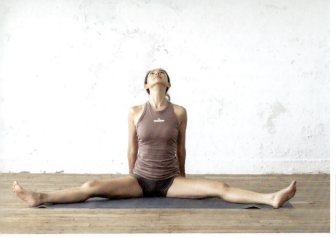
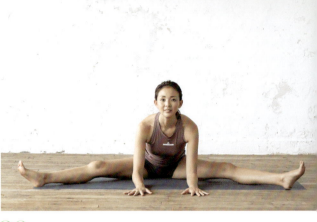

27 開脚の反り

両脚を広げ、両手を後ろにつく。胸を開き、あごを天井に、首を後ろにだらんとたらし、上体をゆっくり反る。おへそを前に突き出すようなイメージで、胸を開いて後ろに反る。
👁 天井

28 開脚前屈

上体を戻し、両手を前につき、背筋を伸ばしてゆっくり骨盤から前屈。膝が内側に倒れないようにキープ。できる人は肘を床について、骨盤をしっかり開いて前屈する。
👁 正面

OPPOSITE

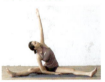
31

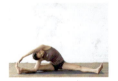
32
反対側も同様に行う。

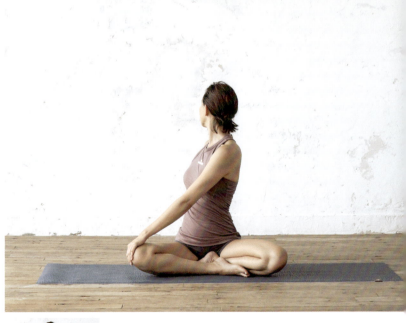

33 安座ツイスト

脚を組んで左手を右の膝に、右手は後ろにつき吐きながら、上体を右にひねる。
👁 後ろ

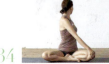
34
OPPOSITE 反対側も同様に行う。

SITTING 3/3

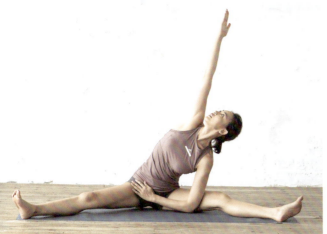
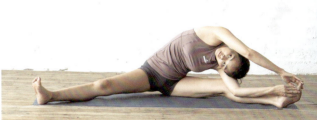

29 開脚の伸び
吸いながら右手を天井にまっすぐに伸ばして、右体側をストレッチ。左ひじは床につき、上体を支える。
◉ 手

30 開脚の体側伸ばし
息を吐きながら上体を左側に倒し、遠くを通るようにして右手で左足先をつかむ。左手も足先に。胸を開き、肩はリラックス。体が前に倒れないように、右肩を後ろに引くようにする。
◉ 天井

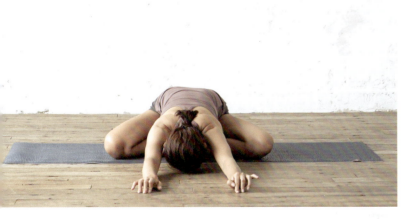

35 安座前屈
吐きながら両手を前に伸ばし、前屈する。
◉ 鼻

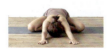

36 OPPOSITE
組んだ足を入れ替えて同様に行う。

LYING

ライイングポーズ

リラックスしながら、寝て行うポーズです。
骨盤周りをゆるめながら、しっかりと腹筋や背筋を鍛えるような
トレーニング的要素もバランスよく組み込まれています。
逆転のポーズも多く、下がった内臓を整え、気持ちを静めてくれます。

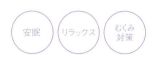

LET'S START LYING POSE

ポーズをキープし深い呼吸を3〜5回
繰り返しましょう。

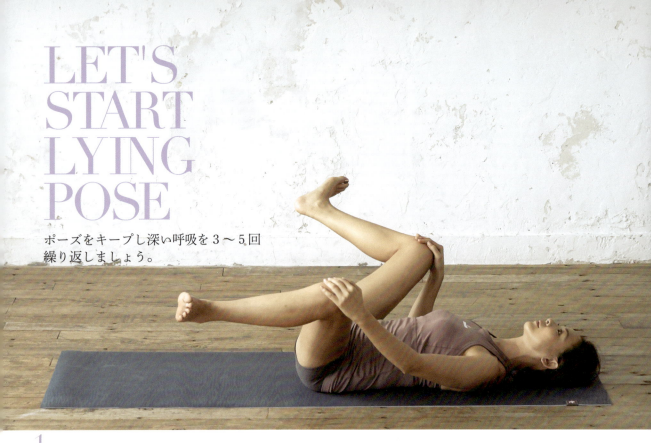

1 骨盤ゆらし
脚を広げて曲げ、両手で両膝を固定する。骨盤を上下にゆらしていく。脚をゆらすのではなく、骨盤を動かすようにゆらす。
👁 天井

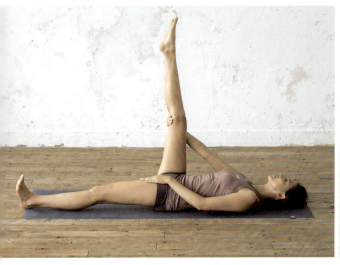

2 仰向けの片足上げ
右脚をまっすぐ上にあげ、右手で右膝裏をサポート。左脚のつけ根を浮かないように、左手でおさえる。
👁 天井

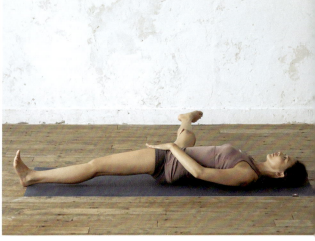

3 仰向けの片足開脚
上げた右脚を伸ばしたまま、右側へ倒す。左手は脚のつけ根をおさえる。
👁 天井

LYING 1/4

OPPOSITE. 反対側も同様に行う。

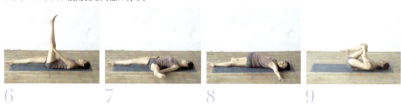

6　7　8　9

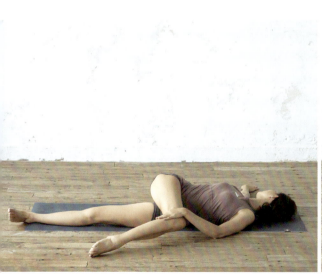

4 仰向けのツイスト

右手を横に伸ばし、右脚を左側へ。右膝を左手でおさえ、右体側をストレッチ。右手のひらを床に上下に動かし気持ちいいところでキープ。
👁 手

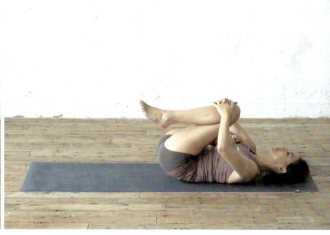

5 仰向けのおしり伸ばし

左脚を曲げ、右足の甲を左太ももにひっかけて、左脚を胸に引き寄せる。手で足を引き寄せて、しっかりとお尻まわりをストレッチする。
👁 天井

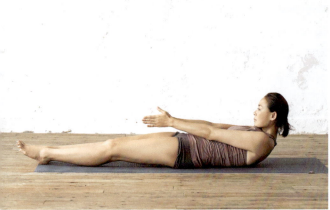 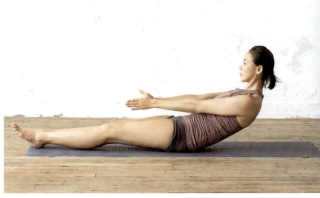

10 V字腹筋1
両脚をそろえ、両手はお腹の上で合わせる。吐きながらゆっくりと頭を起こしてキープする。
👁 正面

11 V字腹筋2
頭を床に下ろし、リラックスしてから、吐きながらゆっくりと上体を起こす。
👁 正面

13 橋のポーズ
両膝を曲げて肩を内側に入れ込み、お尻の下で手を結び、ゆっくりと腰を引き上げる。腰幅に脚を開き、おへそを天井に突き上げるようにする。
👁 鼻

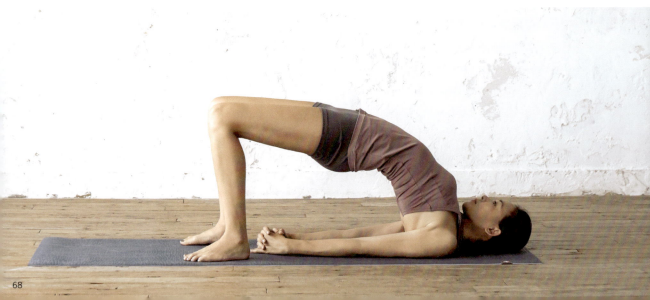

LYING 2/4

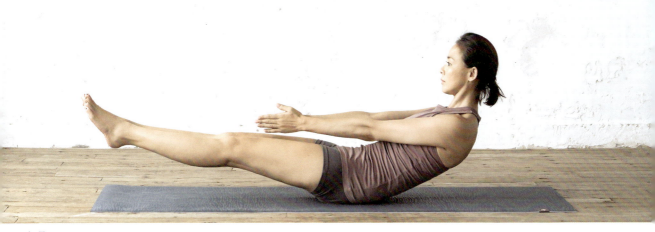

12　V字腹筋3
頭を床に下ろし、リラックスしてから、吐きながらゆっくりと上体と脚を上げる。
脇をしっかり締めて、手は膝に近づけ、上体で脚を持ち上げるように。
👁 正面

14　橋の足上げバランス
一度床に腰を下ろし、両脚をそろえる。両手を床について腰を引き上げ、
右脚をまっすぐ上げる。手で床をしっかり押してお腹を天井に突き上げる。
👁 鼻

15　橋の足上げバランス
右脚を下ろし、左脚を上げる。
👁 鼻

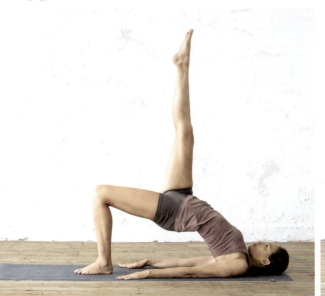
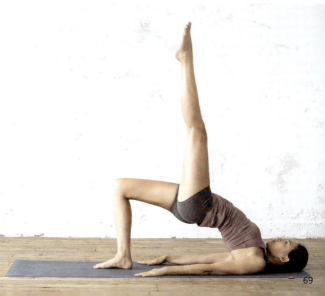

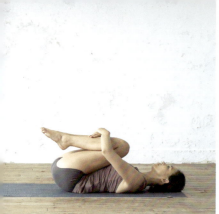

16 ゆりかごのポーズ1

両手で両膝を抱えてリラックスする。
👁 天井

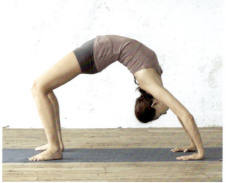

17 バックベンド

両膝を曲げ、両手を耳の横につく。手と足を押しながらゆっくりと腰を上げブリッジする。つらい人はかかとをあげて、つま先立ちに。
👁 鼻

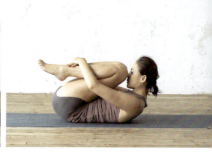

18 ゆりかごのポーズ2

両手で両膝を抱えてリラックスする。頭を上げて膝に近づける。
👁 鼻

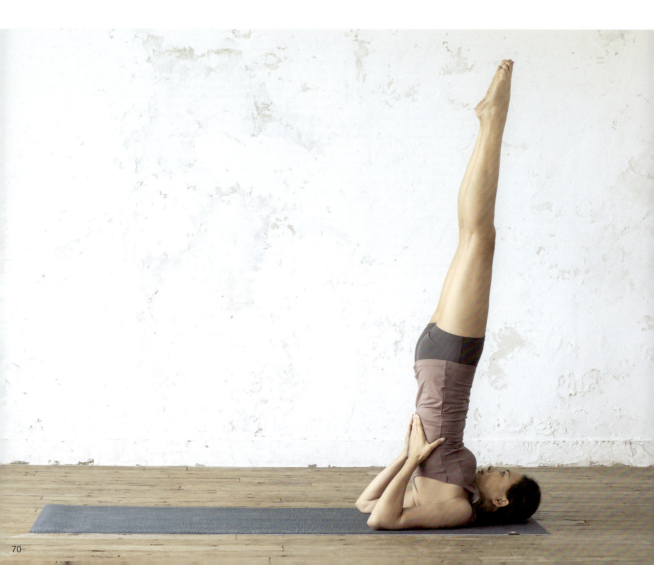

LYING 3/4

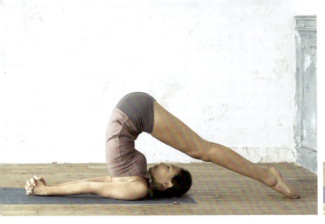

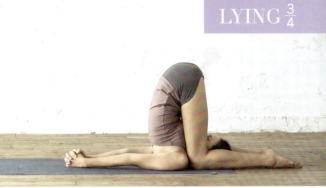

19 鋤のポーズ
両手を伸ばして床につき、お尻を持ち上げ、膝をおでこのほうへ。両膝を伸ばして足の甲を床へ。肩を内側に入れ込んで両手を結ぶ。つま先をできるだけ遠くにつくように。
👁 鼻

20 鋤の耳押しポーズ
上体をそのままに、両膝を曲げ、耳を覆うようにする。
👁 鼻

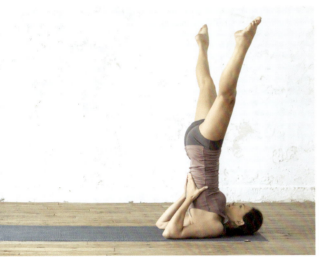

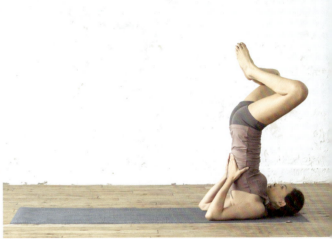

21 肩立ち
両手をほどいて腰を支え、吐きながら両脚をゆっくり天井に向かって伸ばし、呼吸する。腰が後ろに引けないように、お腹を引き上げ、肩の上に重心が来るようにする。
👁 鼻

22 肩立ちの開脚
そのままゆっくりと吐きながら両脚を広げキープする。
👁 鼻

23 肩立ちの合せき
両脚を開いたまま足の裏を合わせキープする。膝を合わせて背骨1本ずつ床につけるようにゆっくりと下ろす。
👁 鼻

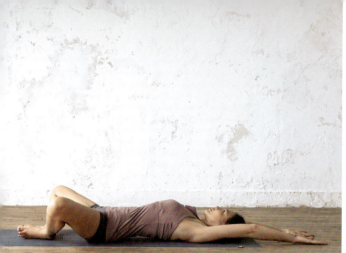

24 合せき伸ばし
曲げた両膝を開き、足の裏を合わせてゆっくりと吐きながら両手を伸ばす。
👁 天井

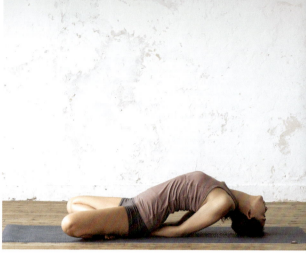

25 安座の魚
両脚を組んで両手のひらをお尻の下か横におく。両肘で床を押しながら、頭頂部を床につけ、胸を引き上げる。
👁 鼻

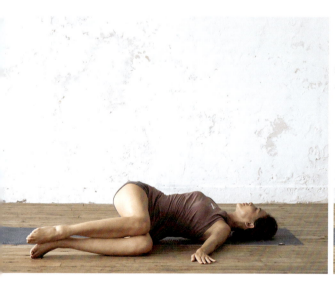

28 両膝曲げツイスト
両膝を曲げて足をつき、両手のひらを床につけて両膝をそろえて左側に倒す。
👁 天井

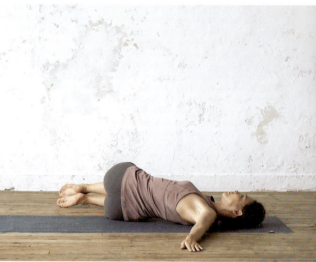

29 両膝曲げツイスト
両膝をそろえたまま右側に倒す。上体をねじってストレッチする。
👁 天井

LYING 4/4

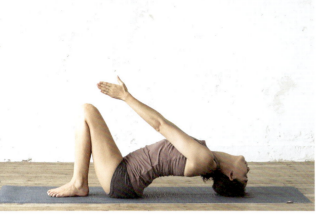

26 足を曲げた魚
そのままの姿勢で両膝を合わせて足をつき、両手をまっすぐ膝のほうに伸ばす。
👁 鼻

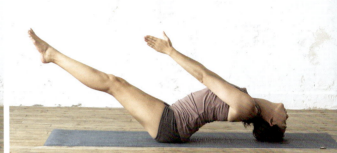

27 足を伸ばした魚
そのまま、ゆっくりと両脚を伸ばし持ち上げる。
👁 鼻

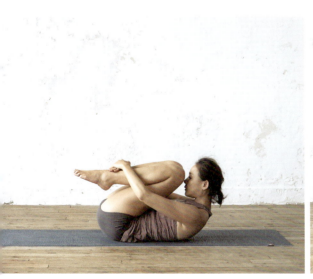

30 ゆりかごのポーズ2
両手で両膝を抱えてリラックスする。頭を上げて膝に近づける。
👁 鼻

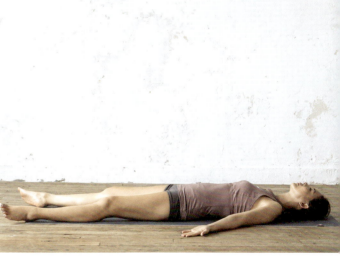

31 リラックスのポーズ2
両手両脚を伸ばし、頭、肩、手、腰、お尻、脚と全身の力を抜いてリラックスする。大地に溶けていくようなイメージで、目をつぶりリラックスする。
👁 閉じる

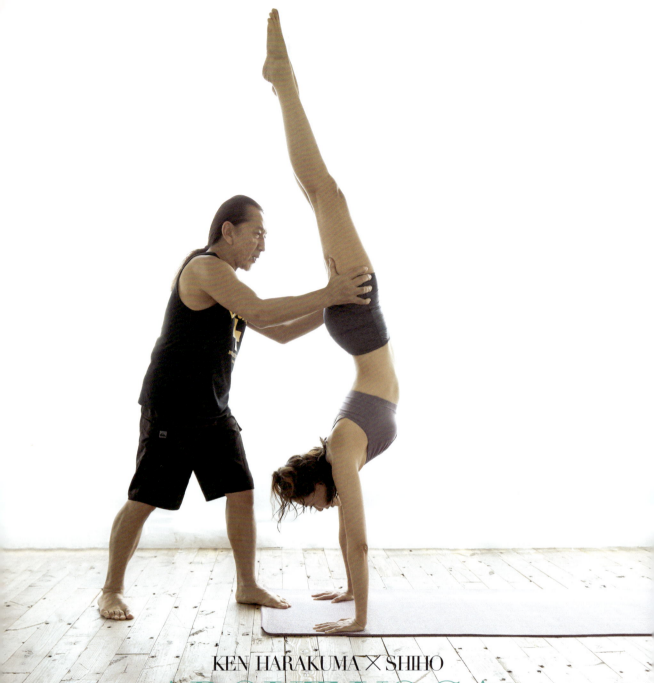

KEN HARAKUMA × SHIHO
ABOUT YOGA
ヨガのある生活

ヨガはただのスポーツではなく、続けることでメンタル的にも
落ち着きを、フィジカル的にも変化が得られます。
ヨガとの出会いから12年、いつも私に導きをくれるケン先生とのスペシャルヨガトーク！

SHIHO（以下S）　私がヨガを始めたのはヨガブームの頃で、ケン先生や大友麻子先生と出逢い、ヨガの魅力を教えていただきました。ヨガにはストイックなものからリラックス系まで、いろんなタイプがある。その本質を知るには、私の場合はいい先生と、良質なDVDとの出逢いがきっかけとなりました。

ケン先生（以下K）　SHIHOさんとタイに合宿に行きましたね。SHIHOさんはもともと手足が長いから、普通の人がやりづらいポーズも簡単にできてしまう。でも集中して練習をしたおかげで、ずいぶんと柔軟性が増してポーズが深まりましたね。

S　先生にコツをみっちり教えてもらい、ヨガへの向き合い方が変わりました。そして最終日に「これで練習してね」とアシュタンガヨガのシャラスさんのライブDVDをいただき、それを見ながらとにかく練習をして、だんだん自分のものになっていきました。ヨガはいつでもどこでもできるから続けられた。私が「おうちヨガ」のDVDを作ろうと思ったのも、家にDVDが1枚あれば、誰でもいつでもすぐに始められて、役に立つ！と思ったからです。ですから、前回と同様に、動画は私と一緒にヨガをしているような雰囲気を大切に作りました。アシュタンガヨガとハタヨガをベースにしていて、トータルで全身が整い、1度トライするだけでも調子がよくなり、心身ともに落ち着いてきます。私自身が習慣にしている心と体のための「おうちヨガ」です。ケン先生、一緒に考えてくださりありがとうございました。

K　ヨガはおよそ5000年前から伝わり、ヨガの語源は「ひとつになる」「結びつける」という意味です。自然と一体となり、いかに心穏やかに幸せに生きられるか。人と調和できるか。こういったことを追求しながら、いまに受け継がれてきました。ヨガは単なるスポーツではなく、教えてくれることがたくさんあります。SHIHOさんが感じたように、この「おうちヨガ」も練習を続けていくと、変化を感じるはずです。体もメンタルも変わってくるでしょう。

S　ヨガが何千年も受け継がれているのは、体を動かすポーズはその中の一部で、呼吸をすること、精神的に落ち着くこと、安定すること、など付随するものがたくさんあるから。それだけ深みがあって、やればやるほど学ぶことが多く、発見があり、体もきれいになる。忙しい人こそジムやトレーニングに行くよりも、5分10分でもいいから、毎日少しずつ続けてくれたら様々な変化が訪れます。

K　ポーズには片足で立ったり、逆さになったり、不安定な体勢がある。これがバランス感覚を養います。練習によって足腰や筋肉が鍛えられると、精神的にも忍耐力がついてきます。呼吸やエネルギーの循環によって自然の力を得て、しなやかな強さが内側に生まれてくる。

ヨガの語源は「ひとつになる」「結びつける」という意味です。──ケン・ハラクマ

やればやるほど学ぶことが多く、発見があり、体もきれいになる。── SHIHO

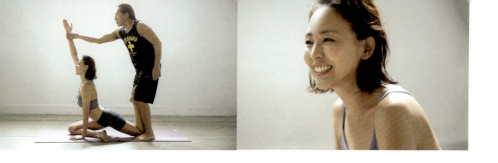

呼吸をしながら動くと、体がストレッチされて
全身にエネルギーがみなぎります。──ケン・ハラクマ

S　本文でも話していますがヨガでは難しいポーズを一生懸命するよりも、まず大切なのは呼吸ですよね。呼吸が深まればポーズも深まり、効果が深まる。呼吸が浅いと、どんなにポーズをがんばっても効果が浅い。呼吸はヨガだけではなく生きていく中でも感情とリンクしていて、毎日をリラックスして楽しむためには、いい呼吸ができていることがポイントだったりする。何事もうまくいっているときは必ずリラックスしていて、焦ったりイライラしたり、子育てに疲れたり、そういうときは必ず呼吸が浅くなっていたり。落ち着いて深い呼吸でゆっくりヨガをしていくと、生活リズムも変わってくる気がします。ヨガの「繋がる」という意味は、自分自身と、他人と、生活と、自然と、色々なつながりが深まり、それがおもしろい！　人生を楽しむためのツールとして、ヨガは必要不可欠になっています。

K　息を吸うことはエネルギーも取り込むこと。呼吸をしながら動くと、体がストレッチされて全身にエネルギーがみなぎります。でも頭はリラックスしていく。ふだんから呼吸を意識することで、行動が変わります。それから練習をしていると、昨日できたポーズが今日はできないなど、変化している現実を受け止められるように。これが物事への対応力を育てる。続けていくと、感受性や五感、直感が磨かれていきます。すると必要なものと、いらないものがわかるようになる。自分に素直になれるので、心身のバランスもとれてくるのです。

S　ヨガを始めた頃、すぐに気持ちよくて頭がすっきり！　アイディアも冴えて、いいことがたくさん起こりました。でもやはり悶々と考え込んでいたりすると気がとられ、ハッピーなことが起こってもハッピーに思えなかったり、気づけなかったりします。特に子育て中は自分の小さな世界にとらわれがち。意識的に呼吸をしたり、ヨガをしたり、胸や脚を開くポーズをすると、どんどん視野が広がって、体が開く＝心が開いていきます。さらに呼吸をすると気がめぐり、周りの環境の気のめぐりもよくなり、いい人と出逢えたり、チャンスが増えたりと、流れがすごくよくなります。

K　ポーズと呼吸を通して自分の頭と体、考えと行動を繋げていくことで、よりシンプルに、ポジティブに自分の意識が変わってきます。SHIHOさん自身もヨガを続けているうちに変化している証拠です。

S　もし自分が少しでも成長しているとしたら、それはバランスのとり方が、以前よりも上手になったかもしれません。自分の中の日常を変えたいと思っ

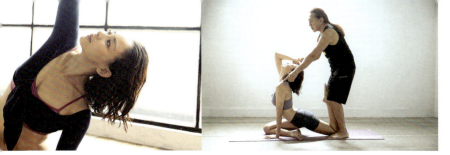
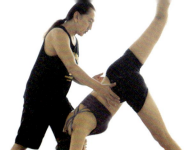

> 私は仕事も家庭も子育ても、全部うまくいきたいと
> 思ってしまいます。― SHIHO

たら、マットの上の過ごし方を変えればいい。練習のとき、自分がすごく急いでせっかちなときは、ポーズを急いでしまいます。しかし、ゆっくり、ひとつひとつ味わってポーズができるときは、日常生活もゆっくり味わえていたりするのです。地に足がついていて落ち着いてポーズができたら、何事にもゆっくり落ち着いて取り組めるとき。朝の練習が気持ちよくすっきりと過ごせたら、その日1日も清々しい気分で過ごせたり。ヨガを始めてから日常生活や、物事への向き合い方が変わっていくのを、強く感じることができました。私は仕事も家庭も子育ても、全部うまくいきたいと思ってしまいます。すべてのバランスをとるのはすごく難しいけれど、ヨガの練習をすると「ちょうどいいんだよね」というところにもってこられる。

K　その「全部うまくいきたい」という気持ちが大事です。それがずれてくると、バランスが崩れてしまう。こっちを大事にしたい、これもフォーカスしたいと思うと、全体のバランスが崩れます。うまくいかなくても全部をうまくしよう、という思いを変えないこと。「そうしたい」という気持ちを持ち続け、その中でバランスをとるようにするのです。子育てに集中しようと思うと、仕事がおろそかになります。だから欲張りで全部をバランスよく、がいいのです。

SHIHOさんは、いま全部をバランスよくいたいと思っているから、バランスがとれているんだと思います。もちろん、時々にウエイトをかけたいところを変えながら、それも含めてバランスよくいればいい。

S　確かに、産後、子育てに没頭していた時期があり、そのときは「早く取り戻そう」と焦りました。そして仕事復帰をしたら、今度は子育てがおろそかになり、子供に負担をかけてしまいました。だからこそ、いまは仕事も子育ても上手にバランスをとりたいと思っています。それもヨガがあってこそ、です。

K　SHIHOさんならではのバランスを保ちながらバージョンアップしていますね。先日もヨガフェスタで「おうちヨガ」を200人以上の生徒に教えました。こんなに長年ヨガフェスタで教えている先生も珍しいんですよ。

S　いつも思うのは、なんでも自分が10やって、はじめて1のことが伝えられる。「伝える」ということは難しいですが、自分が12年ヨガに取り組み、様々なことを学び、知り得たすべてを伝えたいと思い、このDVDを作りました。ヨガは体作り、生活にとても役立つので、皆さんにも実感してもらえたら嬉しいです。

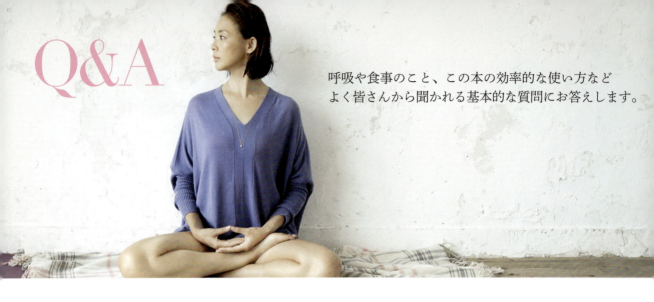

Q&A

呼吸や食事のこと、この本の効率的な使い方など
よく皆さんから聞かれる基本的な質問にお答えします。

Q 初心者はどこから始めるのがおすすめですか？

A 太陽礼拝がおすすめです。ヨガの基本となる動きで覚えやすく、毎日の習慣にしやすい動きです。慣れてきたら立ち、座り、寝のポーズ、ショートバージョンと、それぞれのコンテンツをひとつずつ試してみてください。

Q どんな服装をするのがいいですか？

A 「おうちヨガ」はダイナミックな動きから、寝て行うものなど、色々なポーズのバリエーションがあります。足を太ももにひっかけたり、逆転のポーズになったりと、ポーズによって滑ったり邪魔にならないように、できるだけフィットした伸縮性がある素材の服がおすすめです。

Q 食事の前後にしていいのでしょうか？

A できれば空腹の状態で行ってください。食後は3〜4時間あけるのが理想です。

Q 毎日続けられる秘訣を教えてください。

A 自分のペースで「ヨガをしたい」という気持ちを大切にしてみてください。「しなければならない」と思う必要はなくて、楽しめる範囲、時間で始めてみる。気を楽にトライしてくださいね。

Q 体がとてもかたいのですが、それでもできますか？

A 体がかたくても全然大丈夫です。無理のない範囲でポーズし、息を吸いながら背筋を伸ばし、吐きながら全身の力を抜いて重力に身を任せながらポーズしてください。深く呼吸するたびに体はほぐれてくるはずです。

Q 「おうちヨガ」は 60 分やったほうがいいですか？
どれくらいの頻度でやればいいですか？

A 無理なく楽しめるように 60 分、15 分など好きな時間を選んで続けてください。体調がいい日は 60 分、時間がない日は太陽礼拝を 5 分だけ、でもいいと思います。立ち、座り、寝のポーズと、それぞれカテゴリーに分かれているので、好きなものを選ぶこともできますし、自分なりに組み合わせることもできます。頻度は、習慣にできるペースを自分で見つけてください。短い時間でも、週 5 回できれば理想ですが、続けられる回数と時間で大丈夫です。私は週 3 〜 5 回、時間は 5 〜 60 分と日によって様々です。実際にやりながら、自分なりの時間と回数を考えてみてください。

Q いつも気づくと息が止まっていたり、体に力が入ってしまいます。

A 一生懸命に頑張ると、体に力が入ってしまいます。どんなときも、おへそを引き上げ、全身の力を抜いてリラックスしてください。呼吸はたくさん吐くことに意識を向けると、自然に深く吸い込めるようになります。

Q 朝と夜におすすめのヨガはどれですか？

A 朝は太陽礼拝、夜は寝のポーズがおすすめです。太陽礼拝は、東の空に昇る朝日に向かって行うと元気がでます。夜はリラックスできるように、少し明かりを暗くして。お風呂上がりや寝る前に、ベッドの上でできるポーズを抜粋してもいいかもしれません。

Q 瞑想はいつどうやって始めますか？

A したくなったらいつでもすぐに！ ヨガで体を動かし、リラックスのポーズで体をゆっくり休ませ、心と体を整えた後に座禅を組んで始めると集中しやすくておすすめです。骨盤を立て、背筋がまっすぐに伸びていると呼吸が通りやすくなり瞑想に集中しやすくなります。

Q 鼻呼吸がうまくできません。

A 鼻を意識しすぎると呼吸が浅くなってしまいます。口を閉じ、喉を開いて、喉から空気を吸い込むようなイメージで息を吸ってください。吐くときも喉から空気を吐き出すようなイメージをもつと深く呼吸できます。

Q 忙しくて時々しかヨガができません。それでも効果がありますか？

A ヨガマットの上で呼吸とポーズをすることだけがヨガではありません。呼吸法や瞑想はいつでもどこでもすぐにできます。他にも八支則ヤマ、ニヤマの日常での心得を実践したり、オフィスで椅子に座りながらシッティングポーズをアレンジしたり。日常の小さな意識がたくさんの効果をもたらせてくれると思います。

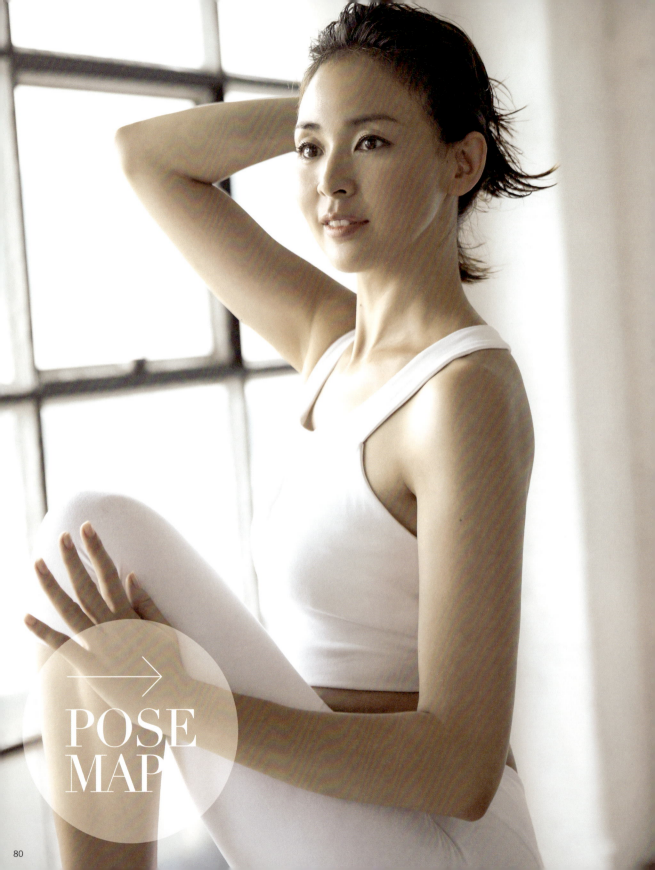

SUN SALUTATION

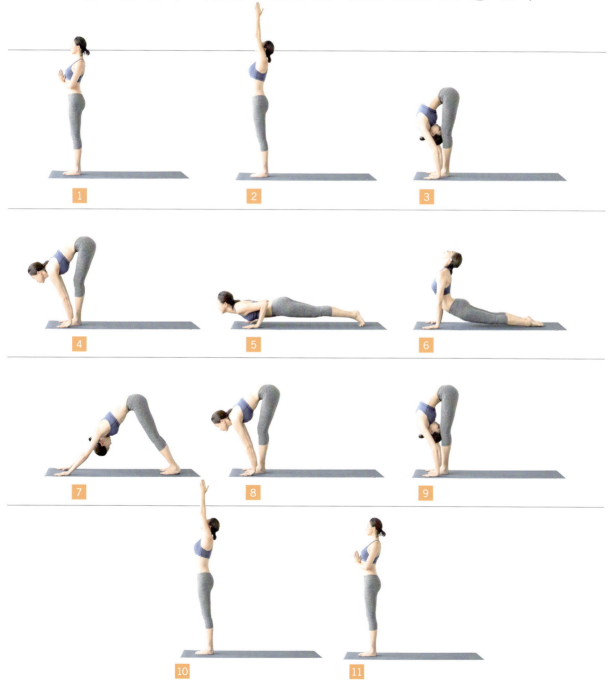

STANDING

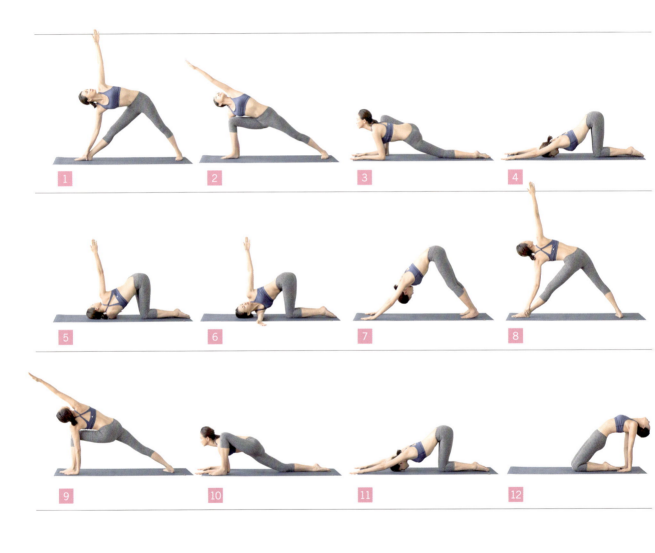

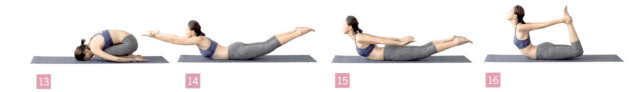

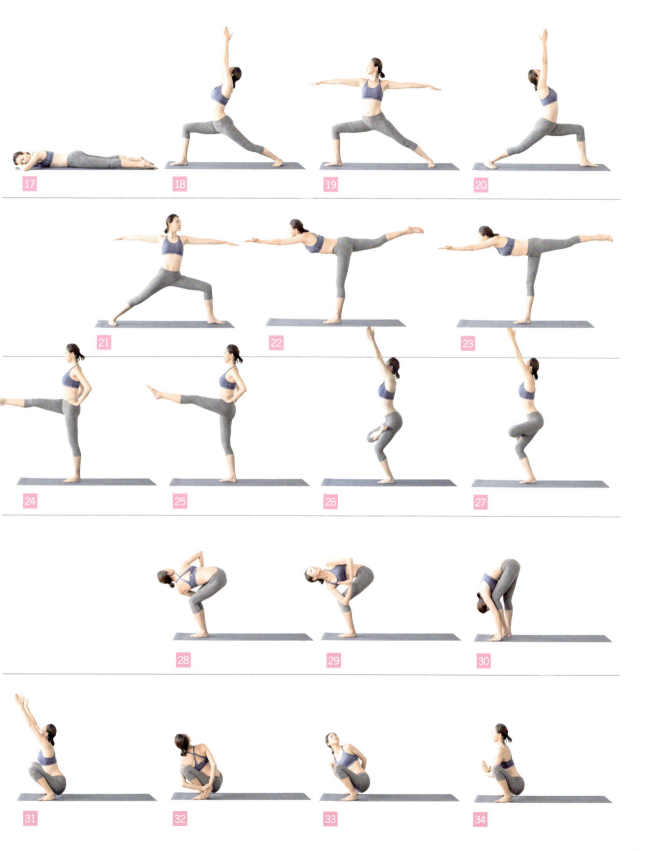

SITTING

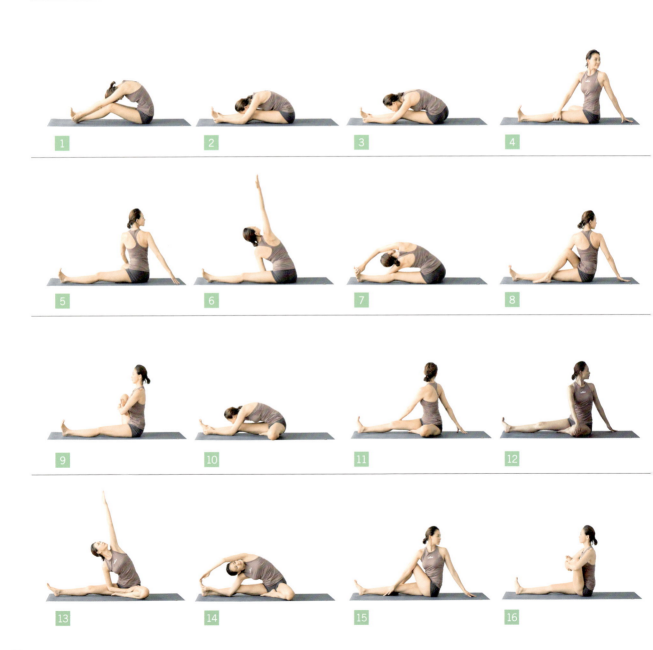

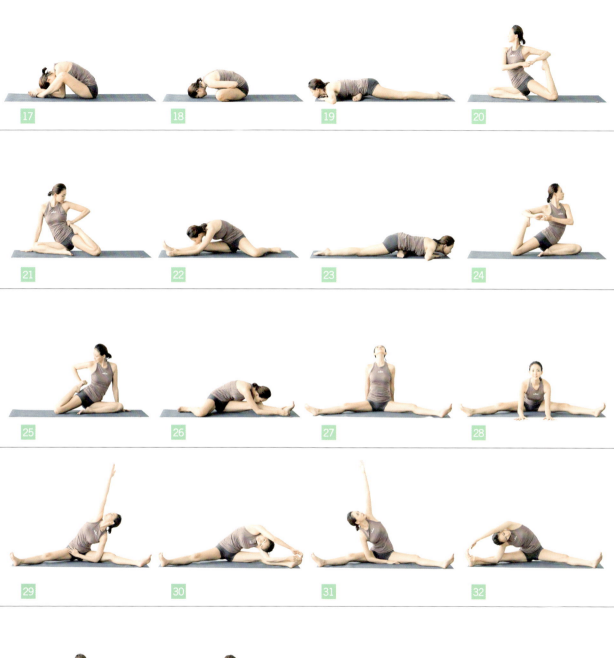
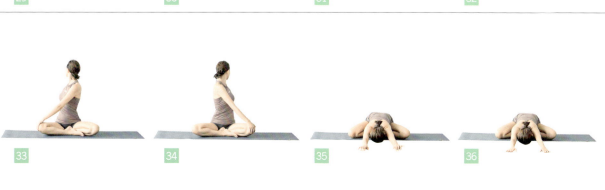

LYING

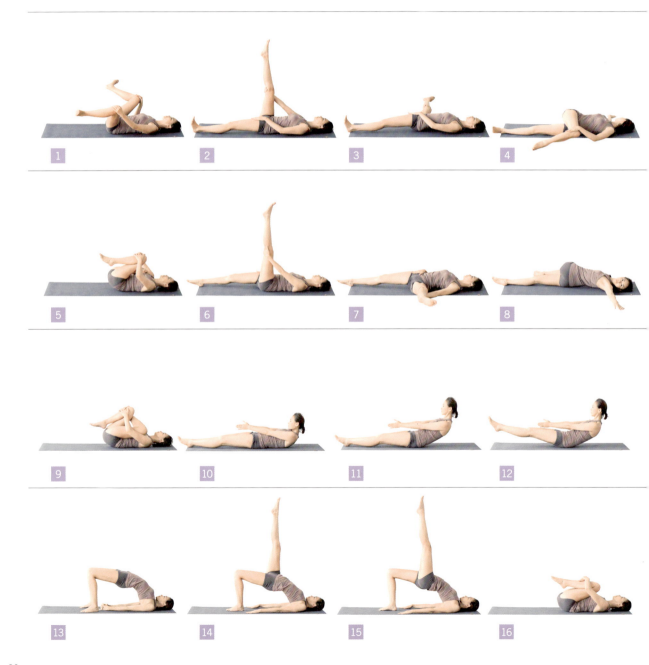

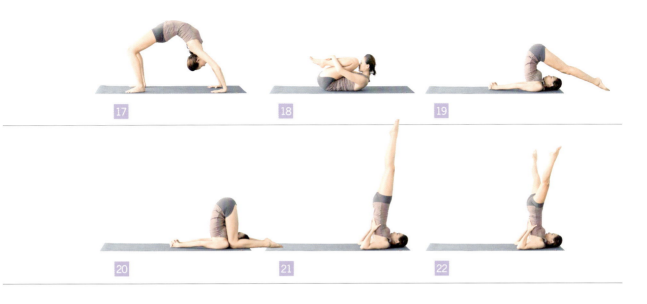
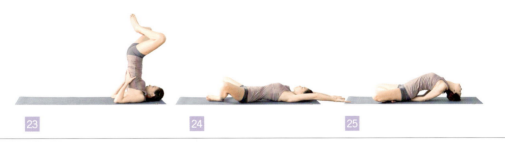
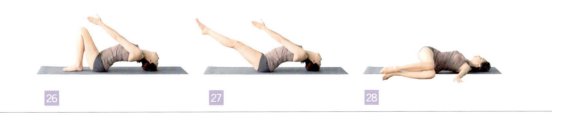
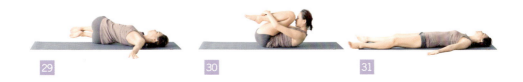

SHORT VERSION

ショート バージョン

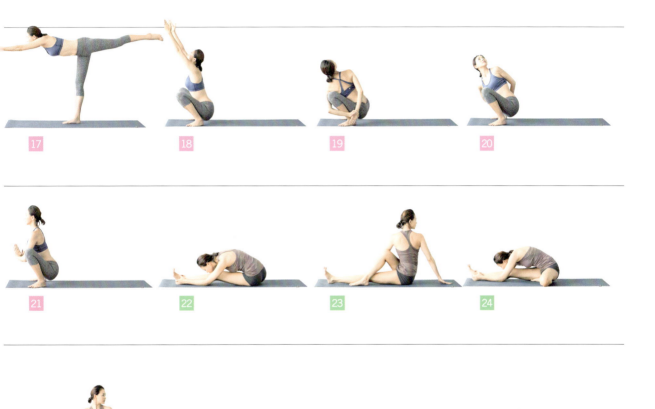
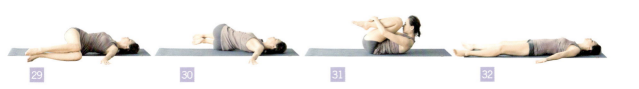

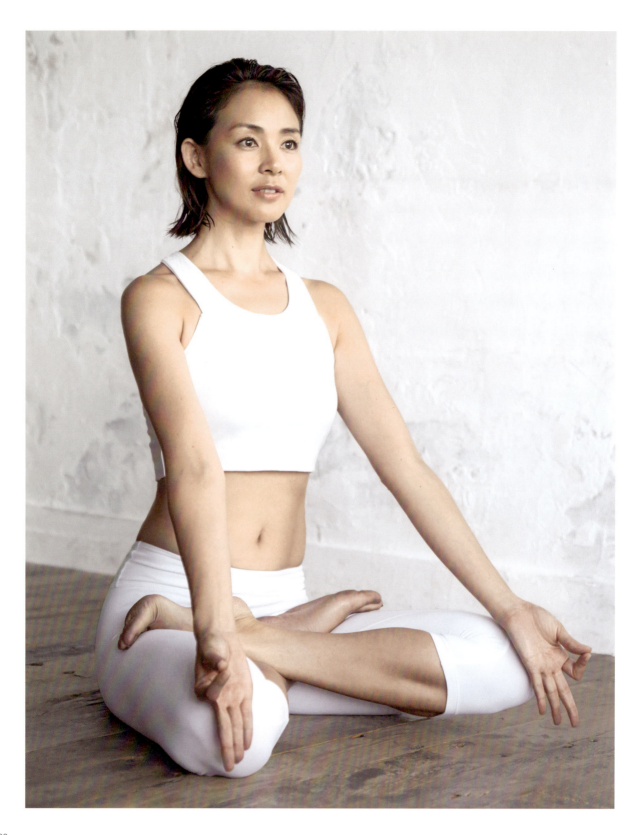

皆さん、「おうちヨガ」はいかがでしたか？

このメソッドは、私が体型を作り直すために改良し、
ずっと続けているものです。

最初は体が思うように動かなかったり、
深い呼吸が難しいと感じてしまうこともあるかもしれません。

コツはうまくやろうとするよりも、とにかくリラックスすることです。
そして呼吸に集中してください。

いかに力を抜いて、楽して、続けるか、ということに意識を向けると、
いつもと違うヨガスタイルを見つけられると思います。

ヨガは日常の中で忙しく過ごす私たちに、気づきをくれます。
たった5分でも、10分でもいいので、吸って吐いて、
体を伸ばすと、次第に自分の中に安らぎと同時に
エネルギーがわいてきます。

人生の中で、誰にでも起こる自分を取り巻く出来事を
よりリラックスして楽しめますように。
そばにヨガがあると、きっとすぐに助けてくれます。

そんな思いを届けたくて、完全版として本にまとめました。

続けることで、体だけではなく
心までもがほどけることを感じてください。

これからも、皆さんとともに新しい時代を
より元気に、ポジティブに生きていきたい。
明るく、気持ちの良い未来へ向けて。

HOW TO USE DVD

DVDの使い方

本書で紹介したポーズを映像で紹介しています。ポーズのポイントを解説やテロップで紹介していますので、映像と一緒にプログラムを実践すると理解が深まります。

視聴の方法

1. DVD を DVD プレイヤー (またはパソコン等) にセットしてください。
2. メニュー画面が表示されます。
3. お好みのメニューを選んでください。

メニュー画面の説明

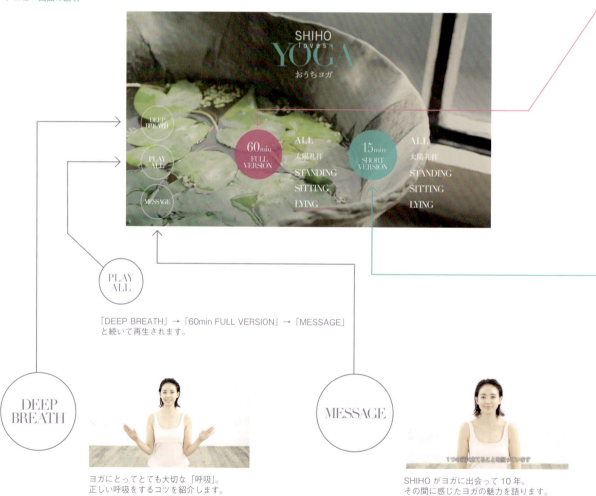

「DEEP BREATH」→「60min FULL VERSION」→「MESSAGE」
と続いて再生されます。

ヨガにとってとても大切な「呼吸」。
正しい呼吸をするコツを紹介します。

SHIHO がヨガに出会って 10 年。
その間に感じたヨガの魅力を語ります。

各自の体調を考慮した上で自己責任のもと、このプログラムを行うようにしてください。体に違和感を感じた場合は、中止をしてください。また怪我や体調不良が生じた場合、製作者は一切の責任を負いかねます。

60min FULL VERSION

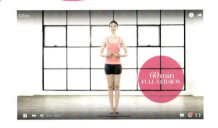

休日など時間があるときに、また毎日しっかりヨガを取り入れたい人のためのフル・バージョン。また、「太陽礼拝」「STANDING」「SITTING」「LYING」など、各パートごとに行ってもOK。

忙しいときには「太陽礼拝」だけでも。毎日少しずつ続けて下さい。

太陽礼拝

STANDING

三角のポーズ
体側伸ばし
前足を立てた猫
おじぎをした猫
猫ツイスト
ドッグポーズ
らくだのポーズ
チャイルドポーズ

バッタのポーズ1
バッタのポーズ2
弓のポーズ
リラックスのポーズ1
英雄のポーズ1
英雄のポーズ2
英雄のポーズ3
木の片足バランス

木の片足曲げバランス
椅子ツイスト
足踏み前屈
花輪の手伸ばし
花輪のツイスト
花輪の合掌

SITTING

膝曲げ前屈
膝伸ばし前屈
片膝曲げ前屈
片膝曲げツイスト
片膝曲げの伸び
片膝曲げ体側伸ばし
片膝立てツイスト

片足抱え
合せき前屈1
合せき前屈2
鳩のおやすみ
鳩のポーズ1
鳩のポーズ2
鳩の前屈

開脚の反り
開脚前屈
開脚の伸び
開脚の体側伸ばし
安座ツイスト
安座前屈

LYING

骨盤ゆらし
仰向けの片足上げ
仰向けの片足開脚
仰向けのツイスト
仰向けのおしり伸ばし
V字腹筋1
V字腹筋2
V字腹筋3

橋のポーズ
橋の足上げバランス
ゆりかごのポーズ1
ゆりかごのポーズ2
バックベンド
鋤のポーズ
鋤の耳押しポーズ
肩立ち

肩立ちの開脚
肩立ちの合せき
合せき伸ばし
安座の魚
足を曲げた魚
足を伸ばした魚
両膝曲げツイスト
リラックスのポーズ2

15min SHORT VERSION

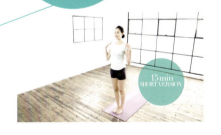

少しの時間でもできるので、毎日続けられるプログラムです。「SHORT VERSION」もメニューで「太陽礼拝」「STANDING」「SITTING」「LYING」を選ぶことができます。

太陽礼拝

STANDING
英雄のポーズ1
英雄のポーズ2
英雄のポーズ3
花輪の手伸ばし
花輪のツイスト
花輪の合掌

SITTING
片膝曲げ前屈
片膝曲げツイスト
合せき前屈1
合せき前屈2

LYING
橋のポーズ
両膝曲げツイスト
ゆりかごのポーズ2
リラックスのポーズ2

ご使用前に必ずお読みください。DVDの取り扱いに関するお願いです。

再生上の取り扱い DVDビデオは映像と音声を高密度に記録したディスクです。くわしい再生上の取り扱いについてはご使用になるプレーヤーなどの取り扱い説明書をあわせてご覧ください。

取り扱い上の注意 ディスクは両面共、指紋、汚れ、キズ等を付けないように取り扱ってください。ディスクが汚れたときは、柔らかい布で内周から外周に向かって放射状に軽くふき取ってください。ディスクは両面共、鉛筆、ボールペン、油性ペン等で文字や絵を書いたり、シール等を添付しないでください。ひび割れや変形、または接着剤等で補修したディスクは危険ですから、絶対に使用しないでください。

保管上の注意 直射日光の当たる場所や、高温、多湿の場所には保管しないでください。ご使用後、ディスクは必ずプレーヤーから取り出し、保管してください。ディスクケースの上に重いものを置いたり、落としたりすると、ケースが破損し、ケガをすることがあります。

この商品は株式会社シー・エー・ティーが、家庭での視聴を目的に販売するものです。このDVDビデオ及びパッケージに関して著作権者の許諾なく、上記目的以外の使用(レンタル・上映・放映・複製・変更・改作・ネットワーク等への送信など)をすることは、法律で固く禁じられております。

APPROX. 80min   片面・一層   MPEG-2   COLOR   リニアPCM   STEREO   レンタル禁止   複製不能

カバー , p80, 90	タンクトップ¥5,800 ／ HYDE（ブラヴィダ）
	パンツ¥7,900 ／ BEYONDYOGA（ブラヴィダ）
p3, 41, 58-63, 66-73	タンクトップ¥9,000 ／アディダス バイ ステラ・マッカートニー（アディダスグループお客様窓口）
84-87, 89	パンツ¥5,800 ／ BEYONDYOGA（ブラヴィダ）
p4, 35, 38, 44	キャミソール¥3,694 ／ H & M（H & M カスタマーサービス）
	ショートパンツ¥5,500 ／アムニー（アムニージャパン）
p6, 8, 11, 14	タンクトップ¥8,500 ／アムニー（アムニージャパン）
	パンツ¥5,600 ／アムニー（アムニージャパン）
p12, 20, 36-37,74-77	ブラトップ¥6,300 ／ suria（インターテック）
	パンツ¥12,000 ／ suria（インターテック）
	ネックレス¥134,000 ／カドー
p22	ワンピース¥22,000 ／ ORIM
	ネックレス¥160,000 ／カドー
p40-41, 95	トップス¥4,600 ／チャコット
	ブラトップ¥4,600 ／ルナクリスティー（ブティックシーン 青山店）
	パンツ¥2,400 ／ルナクリスティー（ブティックシーン 青山店）
p42-43, 45, 48-55	ブラトップ¥5,000 ／アムニー（アムニージャパン）
81-83, 88-89	パンツ¥7,900 ／ BEYONDYOGA（ブラヴィダ）
p78	ブルーニットワンピース¥32,000 ／ ORIM
	ネックレス¥160,000 ／カドー
DVD（15min）	グリーンTシャツ¥4,900 ／アディダス ジャパン（アディダスグループお客様窓口）
	ブラトップ¥2,200 ／ LOOPA（ブラヴィダ）
	パンツ¥7,900 ／ BEYONDYOGA（ブラヴィダ）
DVD（30min）	ピンクタンクトップ¥5,900 ／アディダス ジャパン（アディダスグループお客様窓口）
	パンツ¥12,000 ／ suria（インターテック）
DEEP BREATH	ニットオールインワン¥9,800 ／ Priv. Spoons Club（Verygry Co.,Ltd.）
MESSAGE	

〈ヨガマット協力〉
ハガーマガージャパン
ブラヴィダ

協力店

アディダスグループお客様窓口	0570-033-033
アムニージャパン	03-6356-5179
インターテック	03-5413-3742
H & M カスタマーサービス	03-5456-7070
ORIM	03-3403-6680
カドー	03-5939-8846
チャコット	0120-919-031
ハガーマガージャパン	03-5304-5397
ブティックシーン青山店	03-3478-4108
ブラヴィダ	03-6821-3503
Verygry Co., Ltd.	03-6452-5917

参考文献
The Spirit of Ashutanga Yoga ケン・ハラクマ著　ゴマブックス
ヨーガ　本質と実践　ガイアブックス
インドのヨガ　偉大な師たち　ガイアブックス
スワミ・シヴァナンダの瞑想をきわめる　ガイアブックス

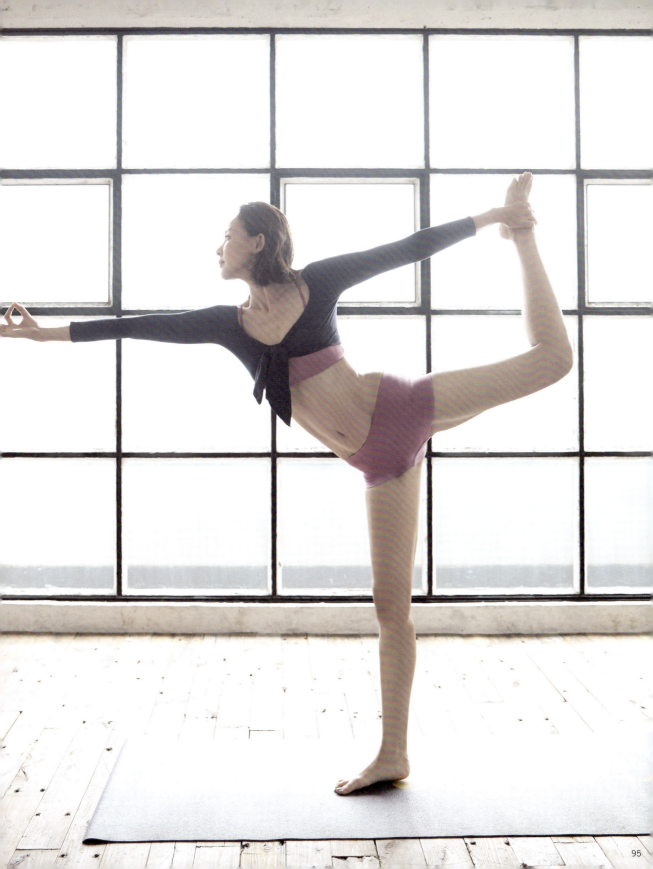

staff credit

photo Akinori Ito /aosora
stylist Kozue Anzai /tools
hair YAS /MO
makeup MICHIRU /3rd
hair & makeup Sadae Sasaki /Perle Management （movie）

movie crew

director Keita Okuda /BUNTIN
produce Sawarah Yamada /BUNTIN
camera Nobutaka Shirahama /525Productions Ltd.
      Naoko Yasumoto
sound engineer Keiko Ebata /525Productions Ltd.
lighting Katsuyuki Hashimoto
special thanks Naoki Nagayasu /FARVE co.,ltd.
      Kai Uehara

SHIHO STYLE Maiko Fichot

yoga superviser Ken Harakuma/IYC （Director）
assistant superviser Ayuko Nakano/IYC

art direction Yukiko Nakano /store.inc

composition Emi Kanda /Juliette

SHIHO loves YOGA

2016 年 2 月 29 日発行　初版第 1 刷発行

発行人 ヒロ鈴木
編集人 河口義一
発行 株式会社シー・エー・ティー
発売 株式会社エムオン・エンタテインメント
〒 106-8531
東京都港区六本木 3-16-33 青葉六本木ビル
☎ 03-5549-8742(販売)
☎ 03-5549-8701(編集)
印刷 大日本印刷株式会社
© 2016C.A.T. Inc. / SHIHO STYLE
Printed in Japan
ISBN978-4-7897-3662-6
※無断転載を禁ず。乱丁・落丁本はお取り替え致します。